참호흡 선법

참호흡 선법

參呼吸 禪法

나를 찾아가는 참되고 맑은 호흡법

수신오도 지음

팬덤북스

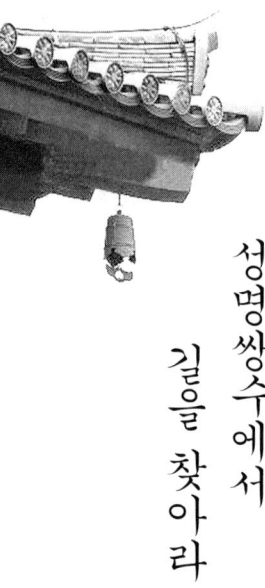

성명쌍수에서
길을 찾아라

프롤로그

　세상에는 참으로 많은 수행 방법이 있습니다. 마음만 중요시하여 몸에 대해 무관심하거나, 육체적 수행만을 중요시하고는 마음에 대한 본질에 대해 큰 의미를 두지 않는 방법도 있습니다. 몸을 혹사시키는 두타행도 있으며, 곡기를 끊는 수련이나 잠을 자지 않는 수행을 하기도 합니다.

　지금도 처처에서 많은 사람들이 수행을 하고 있지만, 몸과 마음을 모두 깨쳐 해탈한 자가 과연 얼마나 될지요? 세상의 많은 사람들이 목숨을 걸고 정진하는 수많은 수행법에 대하여 우리가 다시 한 번 심사숙

고해야 하는 이유라 하기에 충분한 질문입니다.

성명쌍수(性命雙修)! 수행자라면 반드시 대면하게 되는 말입니다. 性(성품 성), 命(목숨 명), 雙(둘 쌍), 修(닦을 수). 성품은 마음을 뜻하고 명은 몸을 말하는 것이니, 마음과 몸을 모두 함께 닦는다는 말이지요. 세상에 이처럼 고귀하고 소중한 말이 어디 있을까요?

우리의 몸과 마음은 동전의 양면과 같습니다. 동전의 한쪽 면이 훼손되면 가치를 인정받지 못하듯이 몸만 닦고 마음을 닦지 않는다면 수행자라 할 수 없습니다. 몸은 썩어 가면서 마음만 닦는 것도 수행자에게 있을 수 없는 일입니다. 병든 몸으로 부처가 될 수 없으며, 또한 마음이 어지러운 자도 결코 신선이 될 수 없습니다. 역사적으로도 몸과 마음에 병이 든 신선이나 부처는 없었습니다. 수행자는 반드시 몸과 마음을 함께 닦아야 한다는 사실을 가슴 깊이 새겨야 합니다.

가짜인 몸을 통해 진짜인 참나를 찾아가는 수행. 이것이 바로 성명쌍수입니다. 참나를 찾기 위해서는, 비록 가짜이지만 반드시 몸에 대해 올바르게 알아야만 합니다. 과연 여러분은 자신의 몸에 대해 얼마나 알고 있습니까? 성명쌍수에 정진하면 의사는 명의가 될 수 있고, 이름 모를 질병을 앓고 있는 분은 쾌차할 수 있으며, 수행하는 스님은 감로수의 맛을 느끼게 될 것입니다.

저는 그동안 수련을 하면서 직접 체험한 사실들을 현대 과학과 의학적 접목을 통해 공부해 왔으며, 이제 어느 정도 체계를 이루어 여러분께 전해 드릴 수 있게 되었습니다. 물론 제가 잘못 알고 있는 부분도 있을 것입니다. 그런 부분들은 도반으로서의 큰 관심과 지적으로 여러분께서 바로잡아 주시기를 간곡하게 부탁드립니다.

진리를 찾아 새로운 여행을 시작한 도반 여러분! 수련을 안내하는 많은 참고서는 말 그대로 참고만 하기 바랍니다. 책을 보기 전에 먼저 몸으로 겪는 체험이 무엇보다 중요합니다. '저 강을 건너면 불국정토 열반의 땅이 있거늘 어찌 건너야 헤매지 않고 빨리 건널 수 있을까?' 강을 건너는 방법은 여러 가지가 있습니다. 뗏목을 타고 건너는 사람, 나룻배를 타고 건너는 사람, 그냥 막무가내로 헤엄을 쳐서 건너는 사람도 있을 것입니다. 여러분은 무엇을 타고 열망하는 진리의 강을 건너가고 싶으십니까? 모든 것이 바로 여러분의 선택에 달려 있습니다.

많은 지도자들이 지구촌 곳곳에서 각기 자신들이 터득한 다양한 호흡법으로 수련과 수행 지도를 하고 있습니다. 하지만 그들의 가르침을 따르며 용맹하게 수련을 하다가 어느 시점에 이르러 수행의 고비를 넘어서지 못하고 병들거나, 심지어 목숨까지 잃는 수행자들이 속출하고 있는 것이 작금의 현실입니다. 어찌 안타깝지 않다 할 수 있겠습니까?

그나마 자신의 호흡법이 잘못되었음을 깨닫고 바로잡으려 할 때는 이미 호흡 근육들이 매우 심각하게 굳어진 상태인 경우가 많습니다. 이를 극복하기 위해 많은 세월과 엄청나게 큰 고통을 감내해야 한다는 것은 이미 많은 사람들이 경험한 사례를 통해 쉽게 알 수 있습니다.

지금도 지리산을 비롯한 전국 명산마다 일각을 이루고자 하는 용맹스런 집념만으로 아무런 방편도 없이 가부좌를 틀고 앉아 있는 수행자가 적지 않습니다. 그중 많은 분들이 아랫배에 가스가 가득 차거나, 등과 어깨에 묵직한 통증을 느끼며 갖은 염증으로 고통받고 있습니다.

  자신이 하고 있는 수행법이 올바른지, 아니면 잘못되었는지도 모릅니다. 이유도 영문도 모르고 터득한 적잖은 체험과 과거로부터 배어 있는 관행, 주위에서 보고 들은 풍월 등으로 오로지 스스로 정하고 만족하기 위한 수행법으로 전락해 버렸습니다. 그런 수행법을 진법으로 잘못 말뚝을 쳐놓고 있지는 않은지 반드시 되새겨 보아야 합니다. 더욱이 눈앞마저도 내다보지 못하는 이들이 남을 가르치며 이끌어 가면 어떻게 될까요? 마치 어두운 밤에 장님이 어린아이들을 데리고 길을 안내하다 막다른 길에서 절벽으로 함께 떨어지는 우를 범하는 것은 아닌지 깊이 생각해야겠습니다.

  저의 작지만 소중한 체험을 토대로, 과거의 갖은 미사여구로 포장된 말들을 현대 용어로 바꾸고 과학적으로 검증할 수 있게 설명하여 '참호흡 선법(參呼吸 禪法)'이란 이름으로 세상에 내놓고자 합니다. 인연이 있는 사람들은 이 책을 거울삼아 부지런히 갈고 닦아서 직접 증험하며 터득하고, 후학들이 바르게 공부할 수 있도록 길을 안내해 주길 바라는 마음 간절합니다.

감사합니다.
2012년 겨울 양평에서, 寂光.

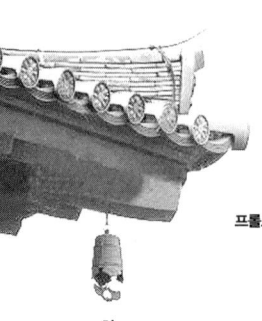

프롤로그 : 성명쌍수에서 길을 찾아라 4

차례

1 몸과 깨달음

이제는 수행도 과학이다 15
몸의 구조를 바꿔야 도를 이룰 수 있나니 19
중생의 몸을 부처의 몸으로 바꿔라 21
활성산소를 잡아라, 부처가 될 것이니 24
폐압, 흉압, 복압 그리고 대기압 27
흉부를 이완하고 깊은 복식호흡으로 들숨 시 복압을 높여라 33
부처의 몸에는 염증이 없다 38

2 수련의 지혜

수행자는 무엇을 갖추어야 하는가? 45
산소에 의해 살고, 산소에 의해 죽다 51
당장 시작할 것은 이완이다 54
장치기만으로 부처가 된다 58
위와 장을 솜털처럼 부드럽게 하라 61
식도염부터 고치고 수행하라 65
비염을 잡아야 부처가 된다 68
수행의 핵심, 삼조(三調) 72

단전을 아십니까? ·············· 75
근육 하나도 놓치지 말고 공부하라 ·············· 79
수행자의 필수품, 민무늬근 이완제 ·············· 82
염증 치료제, 홍경천과 MMS ·············· 86

③ 수련을 시작하다

좌선할 때 다리는 어떻게 할까? ·············· 93
다리 저림은 어떻게 극복할까? ·············· 96
좌선할 때 손은 어떻게 할까? ·············· 99
눈은 어떻게 처리해야 할까? ·············· 102
혀와 목, 허리는 어떻게 할까? ·············· 104
호흡은 고요히, 규칙적으로 ·············· 107
생각을 재우고 단전에 몰입하라 ·············· 110
들숨은 천천히, 그리고 고요히 ·············· 114
날숨을 길게 하지 마라 ·············· 117
목을 이완시켜 기도를 넓혀라 ·············· 120
숨을 함부로 멈추지 마라 ·············· 123
가슴이 답답하면 자연호흡을 하라 ·············· 126
먹을거리를 조심 또 조심하라 ·············· 129
육류를 줄이고 밀가루 음식을 삼가라 ·············· 132
금연, 절대 금연 ·············· 134
수행 과정에서 나타나는 여러 반응들 ·············· 137

④ 수행이 깊어지다

부처가 되지 못할 이유가 어디에도 없나니 ················ 143
횡격막이 풀리면 복부에서 물이 흐른다 ················ 146
이완, 이완, 또 이완 ················ 149
공중부양은 자발동공이다 ················ 151
부처님의 팔은 아주 길다 ················ 154
도는 폐활량과의 싸움 ················ 157
들숨을 해야 축기가 된다 ················ 161
입맛을 잡아야 수련이 깊어진다 ················ 164
주천화후가 일어나다 ················ 166
소주천이 돌아야 하느니 ················ 169
수행의 장애물, 인장력 ················ 172
금강철벽 대맥을 뚫어라 ················ 175
단전을 앞으로 내밀어라 ················ 178
성관계를 절제하라 ················ 181

⑤ 마음자리를 보다

호흡이 깊어지면 마음자리가 보인다 ················ 187
상을 버리고 회광반조하라 ················ 190
안개 낀 계곡을 벗어나야 앞이 보인다 ················ 193
밤이 깊으면 새벽이 가까워 온다 ················ 196

화두를 잡고 정진 또 정진 ················ 198
태식호흡이 이루어지고 삼매에 들다 ················ 201
우리의 밑바닥에는 마음이 있다 ················ 204
한번 시작한 수련은 물러설 곳이 없다 ················ 207
백일축기의 계획을 세워 실천하라 ················ 210

6 전문 수행자를 위하여

과학이 수련 정법을 입증한다 ················ 215
주천화후는 언제 일어나는가? ················ 217
주화입마를 조심하라 ················ 220
집착과 이상을 버려라 ················ 225
폐를 상하좌우로 키워라 ················ 227
황정을 지켜라 ················ 232
여성의 유방은 축소된다 ················ 235
반드시 대장은 치골로 내려가야 한다 ················ 238
120%의 폐 공간을 만들어라 ················ 241
호흡과 질소의 비밀 ················ 244
들숨은 단전으로, 날숨은 가슴으로 ················ 248
진인의 호흡은 태식호흡이다 ················ 251
안현금광과 뇌후취명 ················ 254
기 치료사는 어떻게 병을 고치는가? ················ 258
마음은 뇌 정보의 부산물 ················ 261
마음장상의 비밀 ················ 265

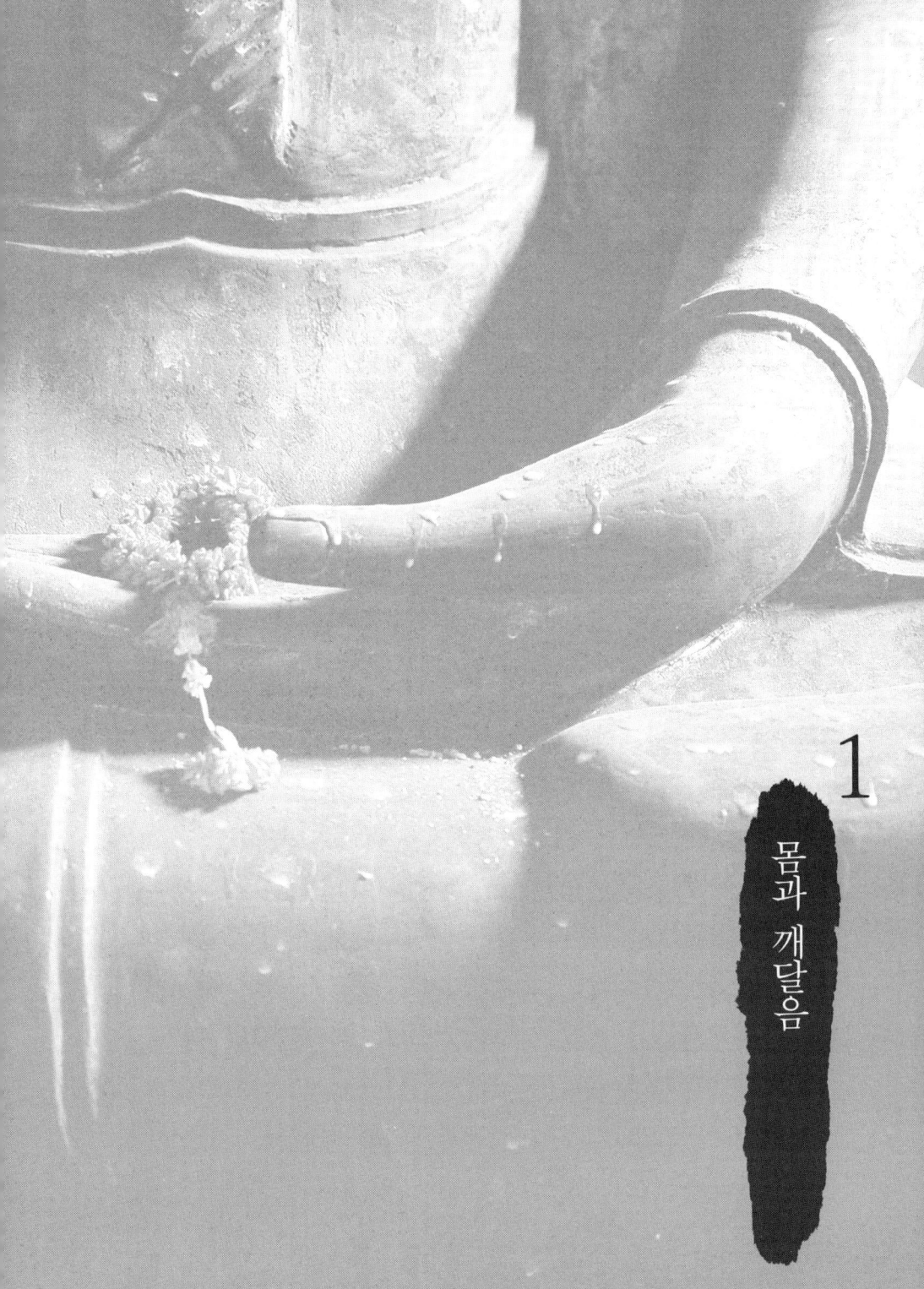

1
몸과 깨달음

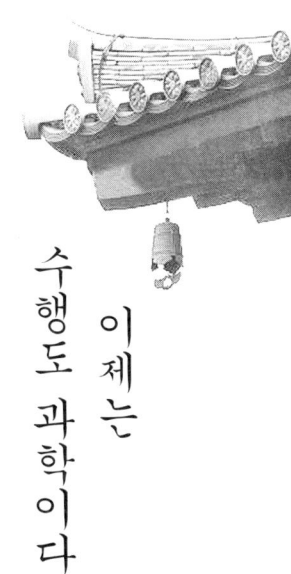

이제는 수행도 과학이다

어떤 수련 단체에서든 호흡을 통한 수련은 필수 불가결합니다. 그만큼 호흡은 수련과 수행, 몸과 마음을 알아 가기 위한 매우 중요한 수단이지요. 때문에 모두들 자신만의 호흡법으로 갖가지 모션과 마음 작용을 통제하는 수련 과정을 만들고, 전통성을 내세우며 매우 큰 효과가 있다고 선전하여 상품화하고 있습니다.

사실 어느 정도의 효과와 더불어 보통 사람들은 쉽게 접하지 못한 증험과 체험을 하기도 합니다. 많은 수련 단체들이 주장하는 근거가 되는 것이지요. 그런 근거를 바탕으로 더욱더 자신들의 세를 키우기 위해 종교 단체 같은 색채를 띠기까지 합니다. 스스로의 방법만이 정법, 정도라 칭하고 심지어는 창시자를 우상화하는 작태 또한 간과할 수 없는 현실입니다. 저도 저의 주장을 내세우려 이 글을 쓰고 있으니, 어찌 보면 그들과 다르지 않을 수도 있습니다.

우리는 참다운 수련을 어떻게 찾아야 할까요? 지금과 같은 상황으로 인해 오히려 수련과 수행에 비판적인 시각을 갖고 혐오하는 이들이 적잖을 것입니다. 그럼에도 이 책을 읽으시는 분들은 몸과 마음을 닦는 수행이 잘못되었다 치부하며 삶에 대한 기본적인 어리석음을 저지르는 분들이 아니리라 생각합니다. 따라서 저는 어떻게 바른 수행법을 찾아야 할지에 대한 고민만을 해보고자 합니다.

수행자 여러분!

곰곰이 한발 물러나서 조금만 깊이 생각해 보십시오. 지금이 어떤 세상이라 생각하십니까? 첩첩산중에서 도 닦은 신선이 구름 타고 하늘을 날거나, 사람들을 살피고 복을 내리며 도술 부리는 때인가요? 호랑이가 담배 피우고 여우가 호들갑 떠는 시대인가요?

지금은 인류 역사상 최고의 과학 기술로 이룬 첨단 문명 시대를 살고 있습니다. 세계 곳곳에서 일어나는 모든 일을 안방에서 알 수 있고, 개개인의 소소한 생각들이 세상을 이끌어 가고 있습니다.

의학 분야는 어떠한가요? 인간의 몸에 대해서는 의학자들의 연구가 깊이 진행되었고, 심지어는 마음의 작용까지도 탐구하여 상당한 성과를 내고 있습니다. 체세포를 이용해 장기를 만들기도 하거니와, 신의 영역이라 여겼던 생명을 창조하여 복제하기까지 하는 놀라운 세상입니다. 사람의 조직을 정밀하게 들여다보는 기계가 있고, 내시경으로 인체 구석구석까지 낱낱이 살펴볼 수도 있습니다.

어디 이뿐입니까? 혈관 속에 로봇을 넣어 화면으로 볼 수 있을 정도니, 인체에 대해 궁금한 문제를 해결하지 못할 이유가 무엇이 있겠습니까? 조금만 관심을 갖고 공부하면 얼마든지 깨달음의 길을 증명할 수 있는 참으로 좋은 세상에 살고 있습니다.

세상이 이렇게 바뀌고 있는데도 수행자들의 의식은 아직도 2,000년 전의 시대에 머물러 있습니다. 옛 조상들은 내시경이 없는 시대에 수행을 했습니다. 당연히 인체에 대해 말이나 문자로 설명할 수밖에 없었지요. 그러다 보니 여러 가지 비유를 들어 설명했고, 이것이 구전 또는 문자로 기록되어 내려오면서 많은 오역을 낳고 왜곡되어 버렸습니다. 후대의 수행자들은 여러 의미를 내포하고 있는 고서의 문장을 올바르게 해석할 능력이 없었습니다. 책에 있는 대로 흉내를 내다 득도는 고사하고 요절하는 일이 수없이 반복되어 왔습니다.

옛 조상들이 남긴 지침서가 잘못되었다고 말하는 것이 아닙니다. 선사(先師)들의 가르침으로 배우는 공부는 바람직하지만, 어느 것이 활서(活書)이고 사서(死書)인지를 명확하게 가려내야 합니다. 지침서 내용이 가르치고자 하는 바가 무엇인지를 바르게 이해하자고 말씀드리는 것입니다.

이제 옛 선인이나 부처님이 남겨 놓은 자료를 철저하게 분석하여 과학적인 근거와 의학적인 관계를 알아볼 것입니다. 그리하여 현대적 용어로 재해석하여 말할 것입니다. 이제는 수행도 과학으로 다시 태어나야 하는 시대입니다.

몸의 구조를 바꿔야 도를 이룰 수 있나니

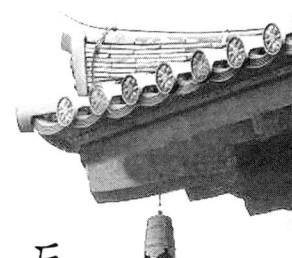

과연 도를 이룬 부처님과 신선들의 몸은 여러분과 같았을까요? 분명히 말씀드릴 수 있습니다. 여러분과 같은 몸을 가진 부처도 없고, 도인도 없고, 신선도 없습니다. 부처가 되려면 몸의 구조를 바꿔야 합니다.

"부처가 되어야 부처를 알아보고, 도인이 되어야 도인을 알아보며, 신선이 되어야 신선을 알아보는 법입니다." 몸의 구조가 바뀌어야 도를 이룰 수 있다고 자신하는 이유는 수신오도 수행을 통해 몸의 구조가 바뀌는 것을 저와 저의 제자들이 직접 체험하였기 때문입니다.

부처님의 몸에는 중생과 다른 점이 32가지나 있다고 합니다. '32상(相)'

이라고 하지요. 이 말을 제대로 이해하게 된다면 부처님과 중생의 몸이 어떻게 다른지 알 수 있습니다. 물론 부처님도 처음부터 그랬던 것이 아닙니다. 오랜 세월 동안 수행을 하다 보니 몸의 구조가 바뀐 것이지요.

부처님의 몸 가운데 가장 극명하게 구조가 바뀐 곳이 어디인지 아십니까? 부처님의 몸 가운데 득도의 상징으로 볼 수 있는 곳은 바로 성기입니다. 부처님의 성기는 어떻게 생겼을까요? 도를 이룬 도인들의 성기는 어떻게 생겼을까요?

모두 말의 성기와 같고 자라 목처럼 생겼다고 합니다. 다시 말해 부처님과 신선들의 성기는 '마음장상(馬陰藏相)'입니다. 성기가 말처럼 크게 생겼다는 말이 아니라, 말의 성기나 자라 목처럼 쏙 들어가 있다는 표현입니다. 도교에서는 '구축불거(龜縮不擧)'라고 하는데, 성기가 거북이 목처럼 생겼다는 뜻이지요.

부처가 되거나 도인이 되면 남성의 성기는 번데기처럼 오그라듭니다. 부처님과 도인들의 성기가 왜 이렇게 변하는 것일까요? 이 책을 읽으며 깊이 사색해 보기 바랍니다. 그 해답은 이 책의 마지막 장을 넘기는 순간 알게 될 것입니다.

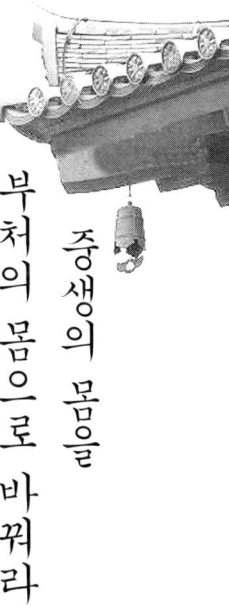

중생의 몸을 부처의 몸으로 바꿔라

갓 태어난 아기의 복부를 자세히 들여다본 적이 있습니까? 모든 장기가 성기가 있는 곳까지 내려가 있는 모습을 볼 수 있습니다. 아기는 엄마 배 속에 있을 때 배꼽을 통해 산소와 영양을 공급받습니다. 폐를 사용하지 않지요. 혈액이 엄마와 연결된 배꼽을 통해 심장으로 들어가 심장에서 전신으로 공급됩니다. 그러다 아기가 세상에 나오면 스스로 산소와 영양을 공급받아야 합니다. 이때부터는 폐를 통해 산소를 흡입하고, 입으로 음식을 공급받아 세포에게 전달합니다.

아기 몸의 구조를 잘 살펴보기 바랍니다. 가슴은 둥글고, 아랫배가 성기 있는 곳까지 불룩하며, 깊은 호흡을 하는 것을 볼 수 있습니다. 깊은 호흡을 한다는 것은 호흡과 관련된 근육들이 부드러워 아래쪽으로 내려갔다 제자리로 돌아오는 과정이 아무 장애 없이 순조롭게 이뤄진다는 뜻입니다.

수행이란 우리의 몸과 마음을 원래대로 회복하는 것입니다. 몸을 아기처럼 만들면 마음은 어떻게 될까요? 당연히 순진무구한 어린 아기처럼 변합니다. 물론 많은 노력을 해야겠지만 말입니다.

많은 수행자들은 몸을 원래대로 되돌릴 생각은 하지 않고 마음만 다스리려 합니다. 그러다 보니 마음을 뜻대로 하지 못해 결국 몸을 더욱 망치게 되지요. 몸과 마음은 분리할 수 없습니다.

몸은 마음의 종이요, 마음은 몸의 주인이라고 했습니다. 머슴이 병들고 나약하면 주인의 살림살이도 피폐해질 것은 불 보듯 뻔한 일입니다. 주인이 중심을 잡지 못하고 머슴을 학대하면 머슴은 주인을 섬기지 못하고 집을 나가 버릴 것입니다. 주인과 머슴이 서로 충분한 이해와 소통으로 서로를 감싸 주고 보듬어 주어야 집안이 편하지 않을까요?

신선은 갓 태어난 아기의 몸을 그대로 유지하고 있다는 것을 의미합니다. 마음도 아기처럼 욕심이 없고, 몸도 아기처럼 유연하고, 호흡도 아기처럼 깊습니다.

도는 태어날 때의 모습 그대로를 유지하면서 자연에 따라 사는 것입니다. 몸과 마음을 원래대로 되돌려 자연 수명을 유지하는 사람이 부처가 되고, 신선이 되고, 도인이 됩니다.

자연 그대로의 몸과 마음을 가지고 있는 사람을 부처라 하고, 몸과 마음을 제대로 관리하지 못해 변형된 몸과 마음을 가진 사람을 중생이라 한답니다. 우리 중생들도 변형된 몸과 마음을 바로잡으면 부처가 될 수 있지 않을는지요!

석가모니는 있는 그대로가 부처라고 했습니다. 우리도 부처가 될 수 있습니다. 몸과 마음의 구조를 바꾸기만 하면 말입니다.

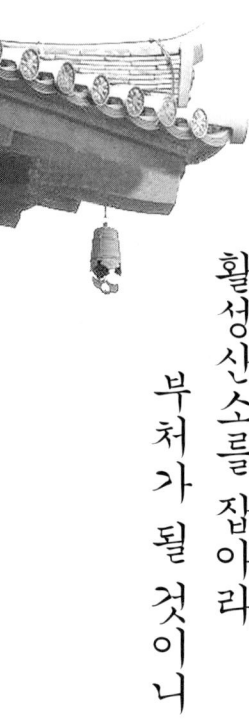

활성산소를 잡아라, 부처가 될 것이니

부처가 되려면 활성산소를 잡아라! 무슨 말일까요? 활성산소가 인체를 병들게 하고 늙게 만들어 죽음으로 몰고 간다는 것은 누구도 부인하지 못하는 사실입니다.

활성산소는 어떻게 인체를 병들게 할까요? 혈액이 인체를 한 바퀴 순환하는 데 걸리는 시간은 24초 정도입니다. 여러 가지 장애로 인해서 순환 시간이 길어지면 활성산소에 의해 혈액이 산화되어 세포에 염증이 생기고 병이 들게 되지요.

혈액 순환이 장애를 일으키는 원인은 어디에 있을까요? 한마디로 단정 짓기는 어렵지만, 혈액 순환 장애의 가장 큰 원인은 우리 몸과 마음이 굳어 있기 때문입니다.

혈액 속에 있는 활성산소는 수소를 만나 물이 되어 몸 밖으로 나가야 합니다. 몸이 굳으면 혈액이 제대로 순환하지 못합니다. 혈액이 순환하지 못하면 물이 되어 나가야 할 활성산소가 체내에 오래 머물면서 세포에 염증을 유발하는 것입니다.

염증은 유전적으로 약하게 타고난 장기에서 병을 일으킵니다. 염증이 코에 생기면 비염, 잇몸에 생기면 치주염, 귀에 생기면 이염, 목구멍에 생기면 후두염, 식도에 생기면 식도염, 위장에 생기면 위염, 대장에 생기면 대장염, 신장에 생기면 신장염이 됩니다. 이때 세포가 변형이 되면 각종 암에 걸리는 것입니다.

그럼 활성산소가 체내에서 생성되는 것을 막기만 하면 늙고 병드는 현상을 방지할 수 있지 않을까요? 옛날 신선들과 부처님은 어떻게 활성산소가 체내에서 생성되지 못하도록 하였을까요? 지금이야 과학이 발전해서 그 원리들을 밝혀내지만, 옛날에는 인체에 대한 생화학적 지식이 깜깜한 밤과 같았을 텐데 말입니다. 그런데도 선조들은 우리와 똑같은 오장육부를 가지고 신선이 되고, 부처가 되고, 도를 증득하여 병들지 않고, 고해의 늪에서 벗어나 구름처럼 살다 바람처럼 사라졌습니다. 그 비법을 이제부터 하나하나 밝혀 갈 것입니다.

결론부터 말하면 활성산소가 체내에서 생성되지 못하게 하는 것이 곧 신선이 된다는 의미입니다. 늙지 않고, 병들지 않고, 마음의 고통에서 해탈하여 불국정토에서 생사 없는 삶을 살기 위해서는 활성산소를 잡아야 할 것입니다.

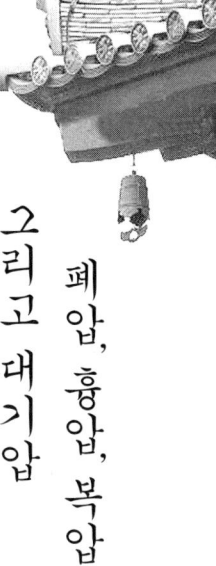

폐압, 흉압, 복압 그리고 대기압

부처가 되려면 어떤 몸으로 만들어야 할까요? 그것을 이야기하려면 먼저 대기압을 설명해야 합니다.

상온에 있는 페트병을 마개를 막고 냉장고에 넣으면 공기가 수축되면서 병이 찌그러집니다. 반대로 냉장고에 있던 페트병을 온도가 높은 곳으로 옮기면 공기가 팽창하면서 병이 커지는 모습을 볼 수 있습니다. 공기가 팽창 또는 수축하면 압력이 변하고, 그 때문에 병이 찌그러지거나 팽창하지요.

인체도 같은 원리로 설명할 수 있습니다. 압력에 의해 몸이 바뀌고 있는데도 우리는 전혀 감지하지 못하고 있지요. 압력 때문에 병이 들고, 압력 때문에 늙고, 압력 때문에 죽어 가고 있는데, 사람들은 이를 모르고 불로장생의 묘약과 묘법을 찾아 헤매고 있습니다. 압력이 인체에 어떤 영향을 미치고 있는지에 대해 상세하게 알고 있어야 수행에 성공할 수 있습니다.

수행하는 과정에서는 호흡의 변화 때문에 인체에서 압력의 변화가 필연적으로 발생합니다. 압력 변화를 모르고 방치하면 몸은 점점 병들고, 몸이 병들면 아무리 수행을 하는 사람이라도 마음을 굴복시킬 수 없습니다.

우리가 살고 있는 지구는 압력을 받고 있습니다. 과학자들은 '대기압'이라고 합니다. 우리는 760mmHg의 대기압 속에서 살고 있다고 합니다. 760mmHg은 1기압으로, 바닷가 해수면의 대기 압력입니다. 산으로 올라갈수록, 즉 높은 곳으로 올라갈수록 압력은 낮아지지요. 높은 산에 오르면 호흡하기가 힘이 듭니다. 들숨이 잘 들어오지 않는다는 의미입니다. 대기 압력이 낮아지면 폐로 들어오는 산소의 양도 줄어드는 이유는 무엇일까요?

우리 몸의 가슴에는 횡격막이 있어 들이마신 공기가 복부 쪽으로 들어가지 못합니다. 횡격막은 호흡하기 위해 수축과 이완을 하면서 폐가 공간을 확보할 수 있도록 합니다. 음식물과 같이 입으로 유입된 공기는 위장으로 들어가 소장, 대장, 결장, 직장을 통과해 항문으로 빠져나갑니다. 입으로 들어간 공기도 흉부나 복부로는 들어가지 않는다는 것을 알 수 있습니다.

입으로 숨을 쉬어도 공기는 폐로 들어갑니다. 후두개에 있는 신경이 자발적으로 공기의 유입과 음식물을 감지해서 분리시킵니다. 여기서 말하는 공기는 음식물과 같이 유입된 공기를 말합니다.

(참고로 입으로 호흡할 경우 비강을 통하지 않기 때문에 두 가지 문제가 생깁니다. 첫째, 세균이나 이물질이 걸러지지 않습니다. 둘째, 인체 내로 들어오는 공기의 온도를 체내 온도로 맞추어 주는 효과가 없어집니다. 세균이 과다하게 들어오면 폐 내부 대식 세포의 활동이 왕성해지고, 자연스레 혈액 세포들의 활동이 둔화됩니다. 공기의 온도가 낮으면 폐 내부 모세혈관이 수축하게 되어 혈관 내의 압력이 증가합니다. 온도가 높아지면 모세혈관이 늘어나게 되어 산소 포화도가 낮아져 숨이 가빠집니다.)

호흡기를 통해 유입된 공기는 폐까지만 이릅니다. 많은 분들이 복식 호흡에 대하여 숨이 배까지 내려가는 것이라고 생각하는데, 매우 잘못된 생각입니다. 흔히 들숨을 했을 때 불룩 나오는 배를 보고 잘못 생각합니다.

들숨 과정을 살펴보면 횡격막이 수축하며 아래쪽으로 평평해지면서 흉부의 폐 공간이 커지게 됩니다. 이때 대기압과의 압력 차가 발생하여 공기가 유입되는 반면, 횡격막에 의해 아래쪽 장기들이 밀려납니다. 장기들이 밀려 내려오면서 배를 부르게 하는 것입니다.

(수행이 깊어질수록 횡격막의 이완 상태가 평평해집니다. 태어날 때의 원래 상태로 돌아가는 현상입니다. '태어나면서부터 고苦'라는 말은 결국 살기 위해

폐 호흡을 하면서 작동한 호흡 신경이 자연스럽게 이완 상태가 되어 버리는 것을 뜻합니다. 들숨을 하기 위해 근육이 움직여 횡격막을 아래로 당기는 것을 수축 상태라 부릅니다. 수행을 하면 할수록 횡격막이 점점 아래로 내려가게 되는데, 이것이 선사님께서 말씀하시는 횡격막 이완입니다. 때문에 수행자의 횡격막 이완은 일반인들처럼 폐 쪽으로 당겨진 상태가 아니라 평평하게 됩니다.

복부는 진공 상태이므로 음식을 조절하게 되면 복부의 내장이 작아지게 됩니다. 그 줄어든 부피만큼 횡격막을 더욱 배꼽 쪽으로 당겨 주게 됩니다. 이때 흉부와 복부의 모든 신경과 근육이 이완 상태가 되면서 횡격막과 장기가 매우 부드러워지기에 골반강 근육이 이완하고 수축하는 힘만으로도 아무런 걸림 없이 호흡이 이뤄지게 됩니다.

생명을 유지하기 위해서는 태어나면서 스트레스받은 상태로 자연스럽게 바뀐 호흡 신경마저 이완되어 본래의 상태가 되어야 합니다. 그렇게 될 때까지 뇌도 잡념을 버려야만 하고, 이 과정이 선순환되면 궁극에는 생각이 멈추는 무아의 경지가 이루어집니다. 몸과 마음에서 에너지 소비가 없어지니 진인이 되는 것입니다.)

폐는 바깥과 관통되어 있어서 대기압과 압력이 같습니다. 인간의 흉압(갈비뼈와 폐 사이의 진공 상태의 흉막강 압력)은 대기압보다 낮은 752~756 *mm*Hg 정도라고 합니다. 흉막강은 폐를 보호하는 역할을 하며, 항상 대기압보다 압력이 낮습니다. 횡격막 수축 시 흉막강이 벌어지면서 어느 간격에서 압력이 떨어지고, 떨어진 압력이 폐 쪽의 막을 당기며 폐가 급하지 않게 부풀어 오르도록 하는 것입니다. 유체는 압력이 높은 곳

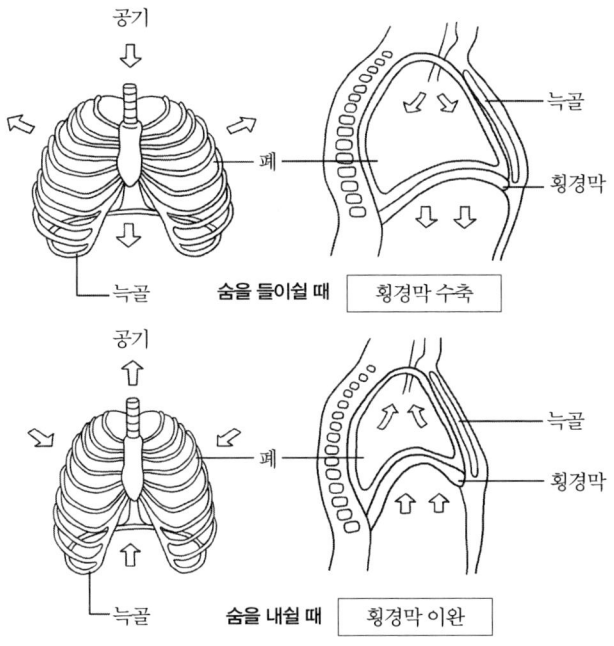

에서 낮은 곳으로 흐르기 때문에 자연스럽게 들숨이 이뤄지고, 근육의 수축으로 당겨진 갈비뼈와 횡격막이 원래대로 돌아가면서 풍선을 짜듯이 날숨이 됩니다. 들숨은 힘이 들어가고 날숨은 힘이 안 드는 원리가 되는 것입니다. 이렇듯 인간의 신체는 대자연과 같이 절묘하게 만들어진 작품입니다.

그렇다면 복부의 압력은 얼마나 될까요? 사람마다 다르겠지만, 흉압보다 낮은 750~754$mmHg$ 정도가 됩니다. 만약 들숨을 할 때 복압이 흉압보다 높으면 어떻게 되겠습니까? 횡격막이 내려오는 데 힘이 듭니다. 복부의 압력이 흉압보다 높으면 산소가 충분히 공급되지 못하여 숨이 가쁘게 되겠지요.

　복부의 압력은 왜 높아질까요? 복부의 면적은 한정되어 있는데도 위장과 소장 등 모든 장기들의 부피가 커지면 복부의 압력은 높아집니다. 특히 장에 가스가 차면 복부의 압력은 더욱 높아지겠지요.

　복부의 압력이 높아질수록 복식호흡을 통해 힘을 주면서 들숨을 해야 합니다. 들숨을 할 때 잘 지켜보기 바랍니다. 힘이 들지 않은 상태에서, 즉 의식을 하지 않아도 들숨이 들어오면 좋은 호흡이고, 들숨을 하면서 의식적으로 힘을 줘야 한다면 나쁜 호흡입니다.

　호흡이란 대기의 압력과 폐 내압의 차이에 의해서 이뤄집니다. 폐압과 흉압, 복압의 관계가 조화롭지 못하면 인체의 신진대사는 장애를 받게 되지요. 신진대사의 장애를 받아 혈액이 순조롭게 순환하지 않으면 활성산소가 기승을 부립니다. 활성산소가 기승을 부리면 세포에는 염증이 생기고, 세포에 염증이 생기면 조직이 병들고, 조직이 병들면 장기가 병들고, 장기가 병들면 마지막으로 가야 할 곳은 어디일까요?

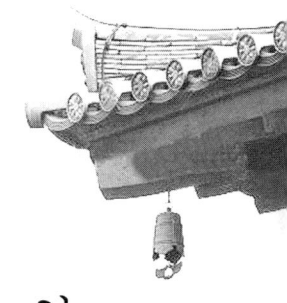

흉부를 이완하고 깊은 복식호흡으로 들숨 시 복압을 높여라

　호흡은 대기압과 폐압의 차이에 의해 이뤄진다고 설명했습니다. 흉압과 복압의 변화에 따라 혈액 순환이 이뤄진다고도 했습니다. 우리가 숨을 쉴 때 대기압보다 흉압이 낮아야 숨이 잘 들어오는 이유를 이해했는지요? 대기압이 760mmHg이니까 이보다 낮아야만 숨쉬기가 편안해집니다.

　호흡하는 방법으로 흔히 흉식호흡과 복식호흡을 말합니다. 흉식호흡은 벌어진 갈비뼈를 당겨 올리며 흉부 앞뒤로 팽창시켜 호흡하는 방법이고, 복식호흡은 횡격막을 아래로 당겨 하는 호흡입니다.

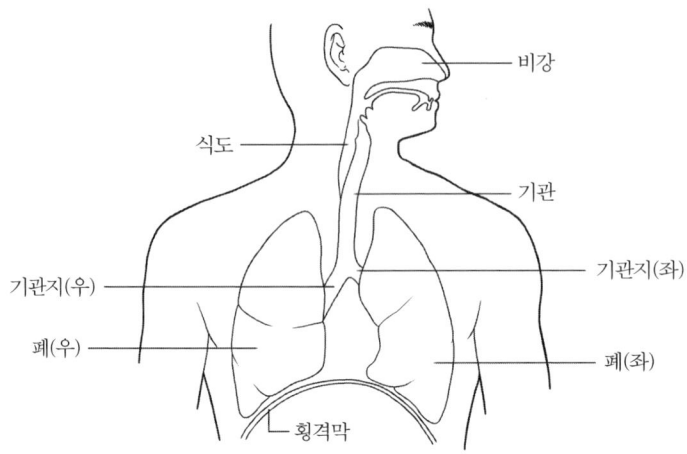

　흉식호흡과 복식호흡은 몸이 유연한 유년, 청년 시절에는 별반 차이를 느낄 수 없습니다. 물론 어려서부터 복식호흡을 크게 수련하여 몸과 마음의 안정을 찾고, 계발을 통해 차별화된 능력을 이룰 수는 있습니다. 지금 드리고자 하는 말씀은 흉식호흡과 복식호흡이 가져오는 일반적이면서도 엄청난 차이에 대해 과학적 원리로 설명하려는 것입니다.

　흉식호흡에 익숙해지면 지속적으로 흉부에 자극과 압박을 가져오게 되며, 흉부의 확장이 전후좌우로 진행됩니다. 이렇게 성장하면서 감정적인 변화나 스트레스를 받으면 몸이 경직되고, 특히 호흡 메커니즘에 매우 심각한 혼란을 야기하게 됩니다. 굳어진 근육과 신경으로 호흡은 가쁘게 되고, 가쁜 숨을 몰아쉬기 위해 어깨를 들썩이며 쇄골과 등 위쪽으로 압력을 가하게 됩니다. 그러면 뇌로 연결되는 신경이 자극을 받고, 쇄골의 혈관들도 자극을 받아 혈액 순환에 더욱 방해가 됩니다. 스트레스 호르몬도 분비되어 인체의 악순환, 즉 호흡의 악순환이 이뤄집니다.

팽창하는 폐에 의해 심장도 강한 압력을 받으면서 기능에 무리를 줍니다. 각종 심장 질환 및 혈액 순환 장애 등을 더욱 촉진하게 됩니다. 그래서 화나고 성난 사람을 표현할 때 '씩씩거리며 어깨를 들썩거린다'라고 하는 것입니다.

흉식호흡으로 굳어진 습관은 결국 여러 질환을 야기하고, 뇌로 순환되는 혈류를 방해하며, 각종 스트레스 호르몬 분비를 촉진합니다. 흉식호흡에 굳어진 사람은 나이가 들수록 쐐쐐 숨을 가쁘게 몰아쉬며 힘들어합니다. 몸이 경직되어 혈액 순환 장애를 비롯한 모든 대사가 원활하지 못하게 되는 것이지요.

특히 폐가 지속적으로 심장을 압박하고, 흉부 근육이 경직된 채로 머리 쪽에서 심장으로 내려오는 정맥을 누르면, 머리 쪽에 있는 혈액들이 심장으로 돌아오는 데 장애를 받습니다. 심장이 충분히 펌핑을 하지 못해 강한 혈류를 만들지 못하게 되지요. 이러한 악순환에 의해 수행자들이 고통스러워하는 상기병이 생기는 것입니다.

(복식호흡을 수련하다가도 상기병이 생길 수 있으나, 이는 수련 과정에서 마음을 잘못 일으켜 급속도로 경직되는 경우라 할 수 있습니다.)

장애 상태가 지속되면 흉식호흡을 더욱 강하게 하기 위해 복식호흡과 반대의 메커니즘을 보입니다. 들숨 때 배를 넣어 장기를 밀어 올리고, 이때 횡격막이 올라가며 갈비뼈를 자극하여 더욱 벌어지는 악습관이 생깁니다. 결국 장기를 위로 올려붙이는 결과를 초래합니다. 장기들이 올라붙으면 성기 바로 위쪽 부위가 압착되는데, 이를 두고 '단전(丹田)이 죽었다'라고 하는 것입니다.

반면 복식호흡은 폐의 확장을 아래쪽으로 유도합니다. 충분한 공기가 폐의 세말기관지까지 깊숙이 유입되도록 느리고 부드러운 호흡을 유도할 수 있는 메커니즘입니다. 흉식호흡으로 야기되는 쇄골 부위와 어깨, 등 등의 호흡 자극에 의한 스트레스가 발생하지 않으며, 폐가 심장을 압박하는 것도 경미합니다.

복식호흡은 모든 수련에 있어서 기본이 되어야 하며, 깊은 호흡을 통해 마음을 알아 가는 중요한 수단입니다. 다만 수련이 깊어질수록 마음의 작은 일렁임에도 쉽게 큰 타격을 입을 수 있으니, 수행자는 반드시 명심하고 수련에 임해야 할 것입니다.

복식호흡의 들숨 시에는 복부의 압력이 높아져야 합니다. 복식호흡에서는 횡격막을 이완시켜 들숨 시 부드럽고 편하게 복부 쪽으로 충분히 횡격막이 내려오도록 하는 것이 가장 중요합니다. 들숨을 할 때 횡격막이 아래쪽으로 내려오면 상대적으로 복압은 올라가게 됩니다. 복부의 압력이 올라가야만 혈액의 순환이 잘 이루어지겠지요.

여러분의 복부를 잘 살펴보기 바랍니다. 심장과 폐를 제외한 모든 장기들은 횡격막 아래쪽에 있습니다. 그런데 이 모든 장기들이 원래의 위치에서 벗어나 있다는 것을 아십니까?

대부분의 사람들은 횡격막 아래에 있는 모든 장기들이 횡격막 바로

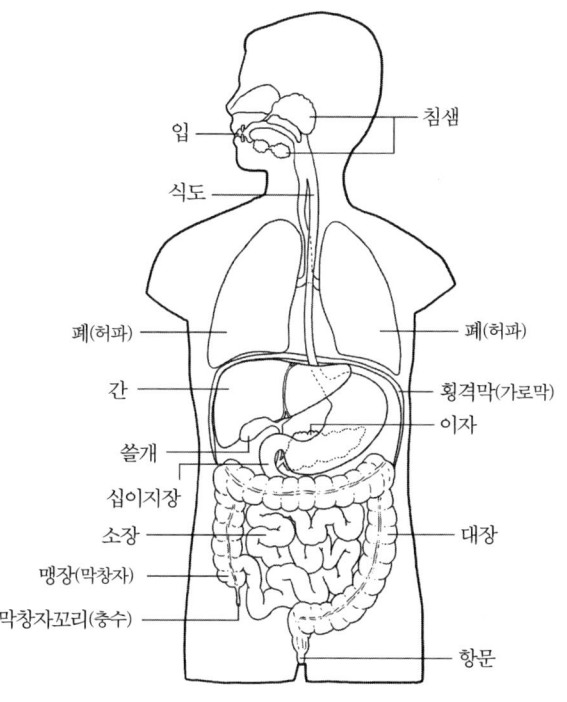

밑부분까지 올라붙어 있습니다. 여기에다 대장에는 지방질이 가득 붙어 있습니다. 지방질이 많을수록 부피를 많이 차지해서 횡격막이 내려가기 어려워집니다. 당연히 호흡 스트레스를 유발하는 원인이지요.

 혈액 순환이 원활하지 못하면 활성산소가 기승을 부리게 되고, 활성산소가 기승을 부리면 세포에 염증이 생기고, 세포에 염증이 생기면 장기에 병이 듭니다. 건강하게 살고 싶다면, 부처가 되고 싶다면, 아상을 버리고 몸을 이완시키며 복식호흡을 통해 복부를 부드럽게 하기 바랍니다.

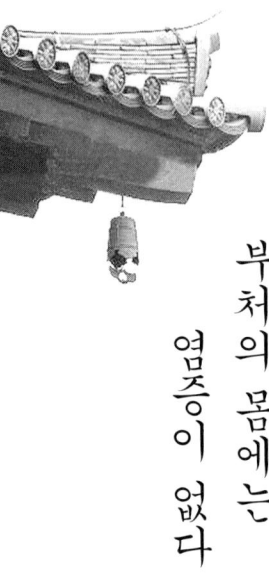

부처의 몸에는 염증이 없다

많은 수행자들이 수련을 하면서 만나는 복병 가운데 가장 해결하기 힘든 것이 바로 염증입니다. 자신의 몸에 염증이 있는지조차 모르고 있어서 문제는 더욱 심각합니다.

우리 몸은 60조~70조에 이르는 세포로 구성되어 있습니다. 세포 하나하나가 모여 조직이 되고, 조직이 모여 장기가 되고, 장기가 모여 하나의 인체가 완성됩니다. 따라서 세포 하나하나를 병들지 않게 하는 것이 건강을 유지하는 길이라는 사실을 삼척동자도 예측할 수 있겠지요.

세포에 염증이 있으면 어떻게 되겠습니까? 주어진 수명을 다하지 못하고 그만 병들어 죽게 됩니다. 신선같이 산다는 의미는 세포를 병들지 않게 하고, 세포의 수명을 유지하는 비법을 찾아내어 항상 건강을 지키는 것입니다. 물론 세포가 건강하면 마음도 평화로워진다는 것은 두말할 필요가 없겠지요.

세포에 염증이 있으면 신경이 굳어집니다. 신경이 굳으면 근육도 굳어지고요. 당연히 호흡과 관련된 근육도 같이 굳어 갈 것이고, 위장을 비롯해서 소장, 대장, 직장 등 복부에 있는 모든 장기들도 굳어집니다.

장기들이 굳으면 횡격막이 아래쪽으로 내려가지 않습니다. 횡격막이 내려가지 않으면 복부의 혈액이 정체하면서 활성산소가 기승을 부릴 것입니다. 활성산소는 세포에 치명적인 상처를 입힙니다. 앞에서 말한 바와 같이 모든 질병의 원인은 활성산소에 있습니다. 여러분의 몸에 있는 염증도 활성산소에 의해 발생했음을 기억하십시오.

활성산소는 혈액의 순환이 제대로 이뤄지지 않아 발생합니다. 혈액의 순환 장애는 굳어 있는 몸이 원인이지요. 몸을 굳게 만드는 것은 곧 마음입니다.

다시 설명할 기회가 있겠지만, 간략하게 말씀드려 기 치료의 원리 또한 마음을 움직이게 하는 것입니다. 마음을 움직여 굳은 몸을 이완시키는 원리입니다. 환자 스스로 경직된 몸을 이완시키지 못해 여러 가지 질병을 앓고 있다면 마음을 움직여 몸을 이완시켜 주는 것이지요. 의학적인 용어로는 '플라시보 효과'라고 합니다. 빙의에 걸린 사람들이 신 내림을 받거나 천도재를 올리고 난 후 몸이 좋아지는 이유도 같은 원리입니다.

인체의 조직 가운데 염증이 가장 많이 발생하는 곳이 어디일까요? 제가 체험한 바로는 콧구멍이었습니다. 콧구멍은 수행자들에게는 무척 중요한 곳인데, 대부분의 사람들은 콧구멍의 중요성을 전혀 인식하지 못하고 있습니다.

모든 질병의 원인이 활성산소에 의한 세포 염증이라는 점은 의학자는 물론 과학자도 인정하고 있습니다. 염증만 잘 잡으면 건강하게 장수할 수 있습니다. 하지만 염증을 정복하기란 쉬운 일이 아닙니다. 인간의 인체 구조를 바로잡지 않는 한 염증은 절대 잡을 수 없다는 사실을 기억해야 합니다. 앞으로 어떻게 우리의 인체 구조를 바꾸어 나가야 하는지 하나하나 풀어 가도록 하겠습니다.

지금 여러분이 수행을 하고자 하는 이유는 무엇입니까? 부처가 되고 싶으십니까? 아니면 도인이 되고 싶으십니까? 신선이 되고 싶으십니까? 이것도 저것도 아니라 다만 건강하게 살고 싶으십니까? 그것도 아니면 마음을 텅 비우고 싶으십니까?

가짜인 몸을 통해 진짜인 '참나'를 찾는 것, 이것이 수행입니다. 가짜인 육신 때문에 진짜인 내가 고해의 늪에서 벗어나지 못하고 있습니다. 가짜를 알아야 진짜를 찾을 수 있는데, 아직 가짜인 몸의 구조가 어떻게 생겨 먹었는지조차 모르고 있습니다.

부처의 말을 이용해 부처 흉내를 내면서 부처의 몸이 어떻게 생겼는지를 모른다면 어찌 도에 이르겠습니까? 성명쌍수의 수행법은 가짜인 몸을 낱낱이 분석하고 체험하여 알아내는 것입니다. 그 지식을 바탕으로 병들어 있는 인체를 소생시키고, 다시는 병들지 않도록 구조를 바꿔 주며, 더 나아가 몸 때문에 잃어버린 원신을 찾아 부처가 되는 수행법임을 밝혀 둡니다.

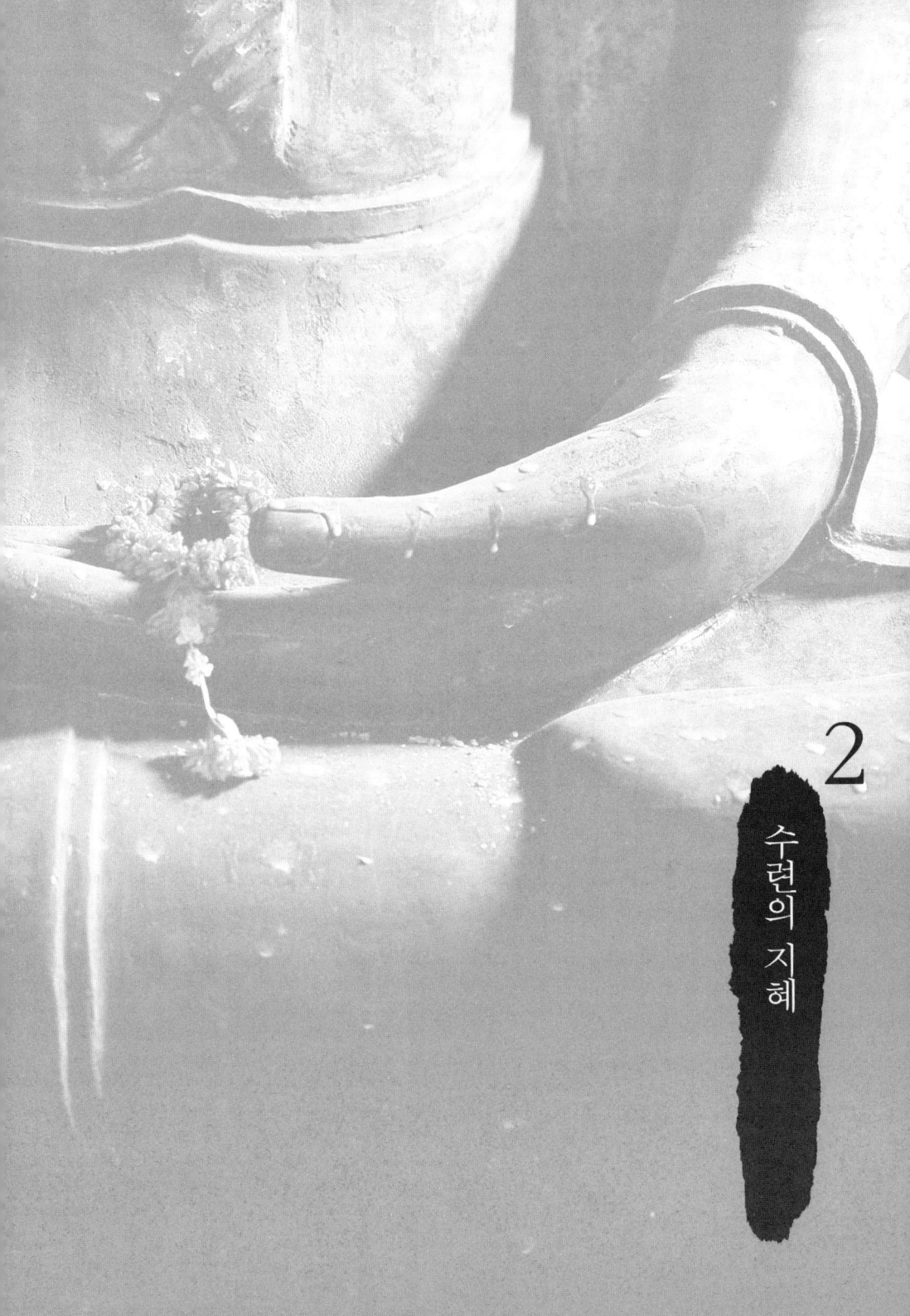

2
수련의 지혜

수행자는 무엇을 갖추어야 하는가?

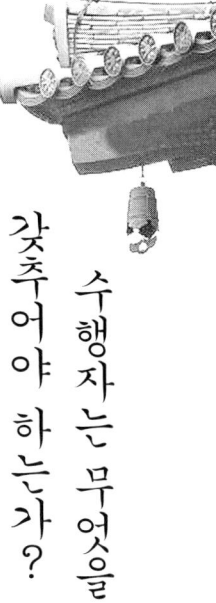

수행자가 도를 얻기 위해 반드시 갖춰야 할 네 가지가 있습니다. 수많은 선지식(善知識)들이 한결같이 말씀한 것으로, 수행자라면 필수적으로 갖추어야 합니다.

첫째, 수행자는 자신이 부처라는 사실에 대해 확신을 가져야 한다.
인간은 누구나 부처가 될 수 있는데, 이를 모르고 고통 속에서 살고 있는 중생들을 불쌍히 여겨 석가모니 부처님은 제도를 시작했습니다. 우리의 몸이나 부처님들의 몸이나 모두 동일하다는 의미입니다. 절대

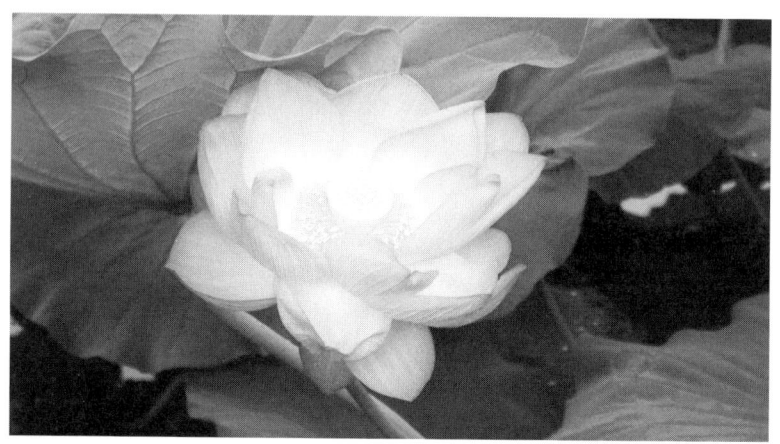
모든 수행자는 자신이 부처라는 확신을 가지고 있어야 합니다.

적인 신과 같은 능력이 있어야 부처가 될 수 있고, 도를 이룰 수 있고, 신선이 될 수 있다면 부처님은 우리에게 모두가 부처의 몸으로 태어났다고 말하지 않았을 것입니다.

인간은 수만 년 전이나 지금이나 똑같이 오장육부를 가지고 태어났습니다. 즉 생체 구조가 모두 동일합니다. 그럼 우리가 부처가 되지 못하는 이유는 무엇일까요?

우리 모두는 태어날 당시에는 순수한 존재였습니다. 점차적으로 몸과 마음에 때가 묻고, 생각이 오염되고, 속세에 길들여지면서 몸은 굳고 마음에는 업장이 쌓였습니다. 모든 수행자는 자신이 부처라는 확신을 가지고 있어야 합니다.

몸과 마음이 청결함을 유지하지 못하고 병들면 삶은 고통의 나락에 빠져 죽음을 맞게 됩니다. 수행자는 반드시 원래의 몸과 마음을 회복하면 부처가 될 수 있다는 확신을 가져야 합니다.

둘째, 밝은 선지식(스승)을 만나야 한다.

불법에서 말하길, 스승의 인연을 만나는 것은 깊은 바닷속에 사는 거북이가 백 년에 한 번 물 위로 올라왔는데, 마침 물 위를 떠다니던 구멍 난 널빤지에 목이 들어가는 확률과 같다고 했습니다. 도대체 무슨 뜻일까요? 거북이가 백 년에 한 번 물 위에 올라오는데 하필 때 맞춰 널빤지가 지나가며, 널빤지가 지나간다 해도 어떻게 구멍이 뚫려 있겠습니까? 도저히 있을 수 없는 일입니다. 확률적으로 본다면 0%에 가깝지요. 그만큼 밝은 스승을 만나기가 힘들다는 말입니다.

오늘날 턱수염만 기르면 도인이라 하고, 머리만 깎으면 지나가는 강아지도 합장을 해주니, 너도나도 이런 행색을 하고 있습니다. 진정한 도인은 찾아볼 수 없고, 혹세무민하며 자신을 속이고 남을 속이는 세상이 되고 말았습니다.

불교의 궁극적인 목적은 불교를 믿게 만드는 포교가 아니라 부처를 만드는 것입니다. 부처는 찾아볼 수 없이 부처를 믿는 신자만 늘어나고 있으니 안타깝기만 합니다.

그럼 어찌해야 밝은 지도자를 만날 수 있으며, 어떻게 밝은 지도자인지 어두운 지도자인지를 알아볼 수 있을까요? 먼저 임독맥을 관통하여 몸이 건강하고 혈색이 좋은지를 확인해야 합니다. 임맥과 독맥이 열린 사람은 콧구멍이 뻥 뚫려 있습니다. 콧구멍에다 면봉을 넣으면 쑥 들어갑니다.

임맥과 독맥이 열린 사람은 '마음장상'을 이루었습니다. 말의 성기처럼 되어 있다는 말입니다. 그렇지만 성기를 보여 달라고 할 수는 없는 일이니 확인할 수는 없겠지요.

마음장상을 이룬 도인을 만나기란 쉽지 않습니다. 불교와 관련된 글을 많이 쓰는 조용헌 작가는 큰스님들의 도력을 알아보기 위해 목욕탕에 함께 간다고도 합니다.

밝은 지도자를 스승으로 모시고 지도를 받아야 도를 이룰 수 있습니다. 앞을 보지 못하는 사람이 장님의 안내를 받아 길을 따라간다면 둘 다 수렁에 빠지지 않을까요?

셋째, 상근기(上根機)를 지녀야 한다.

도를 증득하겠다는 수행자가 안 해도 그만이라는 마음가짐을 가진다면 아예 시작하지 않는 것이 좋습니다. 수행자가 지녀야 할 근기에 대해서는 《사십이장경(四十二章經)》에 나와 있는 내용으로 대신합니다. 눈에 잘 보이는 곳에 두고 깊이 새기길 바랍니다.

사람으로 태어나기 어렵다.

사람이 악도에서 벗어났더라도 다시 사람으로 태어나기 어렵고,

사람 중에서도 남자 되기가 어려우며,

남자가 되었을지라도 여섯 감관을 온전히 갖추기 어렵고,
여섯 감관을 갖추었을지라도 큰 나라에 태어나기 어렵다.
큰 나라에 태어났을지라도 부처님의 세상을 만나기가 어려우며,
부처님 세상을 만났을지라도 수행자를 만나기 어렵고,
수행자를 만났다 하더라도 신심을 내기 어렵다.
신심을 냈을지라도 보리심을 내기 어렵고,
보리심을 냈을지라도 닦음도 없고 증함도 없는
경지에 이르기는 참으로 어렵다.
내 제자들이 내게서 멀리 떠나 있더라도
내가 가르친 계율을 항상 생각한다면
반드시 도를 성취할 것이지만,
내 곁에서 항상 나를 보고 있더라도
내 계율을 따르지 않으면 끝내 도를 얻지 못할 것이다.
도를 닦는 사람은 한사람이 만사람을 상대로 싸우는 것과 같다.
갑옷을 입고 문을 나섰다가 의지가 약해져 겁을 내는 수도 있고,
혹은 반쯤 가다 물러나는 수도 있으며,
맞붙어 싸우다가 죽기도 하고 이기고 돌아오기도 한다.
사문이 배울 때에는 마땅히 그 마음을 굳게 가져 용맹스럽게 정진하고,
모든 악마를 쳐부수어야만 도의 열매를 거두게 될 것이다.
쇠 그릇을 만들 때 못쓸 쇠붙이는 버리고 좋은 쇠붙이로 만들어야
그 그릇이 깨끗하고 튼튼한 것처럼

道를 배우는 사람도 마음의 때를 씻은 뒤에라야
그 행동이 청정해질 것이다.

넷째, 힘이 있어야 한다.

여기서 힘이란 재력을 말합니다. 재력이라고 해서 많은 재물을 뜻하지는 않습니다.

여러분은 대부분 가정을 이루고 있을 것입니다. 부모를 모셔야 할 분도 있고, 아내와 자식을 부양해야 하는 분들도 있습니다. 자신에게 주어진 책임과 의무에 최선을 다하면서 매일 규칙적으로 시간을 정해 수련하십시오. 사실 속세에서 자신에게 주어진 의무와 책임을 다하면서 도를 증득하기에는 무리가 있습니다. 도는 절대 하루아침에 이룰 수 있는 것이 아님을 명심하셔야 합니다. 규칙적으로 수련하면서 가장으로서, 자식으로서, 남편과 아내로서의 의무를 마친 후 조용한 암자로 들어가 수행에 매진하시기 바랍니다.

그러기 위해서는 지금부터 조금씩 수행에 들어가는 자금을 모아야 합니다. 저는 그런 준비를 전혀 하지 못해 많은 어려움을 겪어야 했습니다. 심지어 먹는 음식조차 조달하기 어려워 굶는 날이 많았습니다. 깊은 수행을 할 시기에 마땅히 수행할 안정적인 장소가 없다면 수행에 많은 차질이 생깁니다. 잘 먹고 잘 입지는 못하더라도 굶거나 추위에 떨지는 말아야 합니다. 이러한 뜻에서 힘(재력)을 말하는 것입니다.

산소에 의해 살고, 산소에 의해 죽다

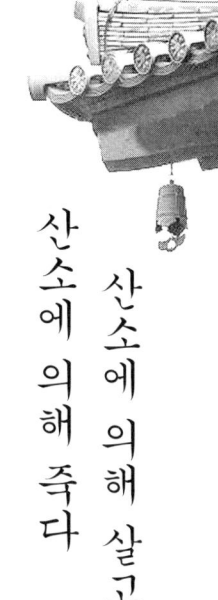

　인체에 대해 전혀 모르고 수행하는 사람이 건강을 찾을 수는 있을지 몰라도, 부처가 되기는 어렵습니다. 예부터 도를 증득한 사람은 반드시 명의가 되었습니다. 무엇을 의미하는 것일까요? 인간이 왜 병드는지, 그 근본 원인을 알고 있었다는 의미입니다. 병의 원인을 알면 치료는 당연히 할 수 있겠지요. 의사나 약사도 고치지 못하는 질병을 도를 증득한 도인들은 고쳤던 것입니다.

　산소에 의해 살고, 산소에 의해 죽는다? 앞뒤가 잘 맞지 않는 말입니다. 지구가 생성된 이후 생물체가 탄생하기 위해서는 산소가 꼭 필

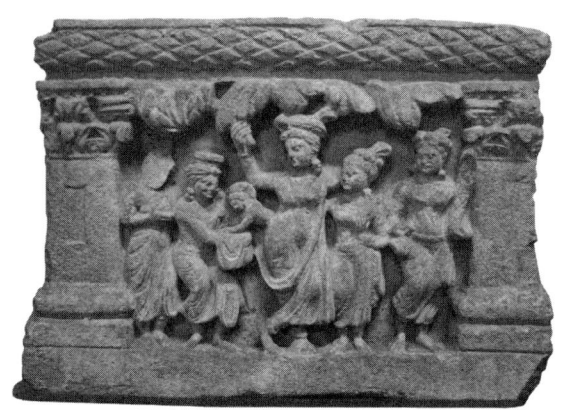

부처님의 탄생 _ 부처님도 중생의 몸으로 태어났습니다.

요했습니다. 아이러니하게도 이 산소에 의해 생명이 산화되고 죽어 갑니다. 우리는 지금까지 산소가 없으면 어떤 생물체도 살지 못하는 것으로 알고 있었는데, 산소에 의해 인체가 늙고 병들어 간다는 말은 도대체 무슨 뜻일까요?

세계적인 과학자들과 의학자들은 질병을 일으키는 근본적인 원인이 대부분 활성산소에 있다는 점을 인정하고 있습니다. 활성산소에 의해 세포에 염증이 생기고, 세포에 염증이 생기면 조직이 병들고, 조직이 병들면 장기가 병들고, 장기가 병들면 인체가 죽는 것입니다. 다시 말해, 활성산소에 의해 60조에서 70조에 가까운 세포에 염증이 발생한다면, 활성산소가 생성되는 원인을 밝혀 차단하면 모든 질병과 노화를 막을 수 있다는 이론이 성립됩니다.

우리 선인들이 그 이론을 몸으로 보여 주었습니다. 그분들이 병들지

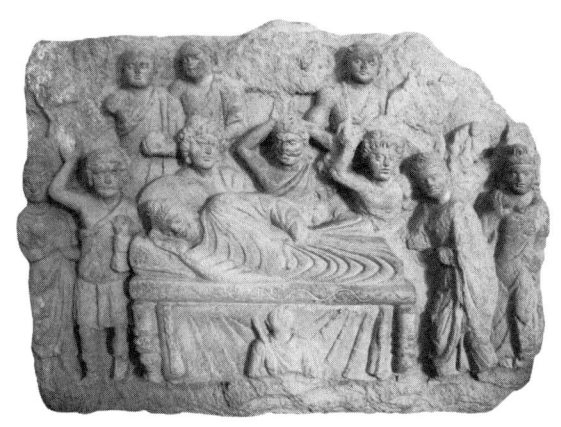

부처님의 죽음 _ 오랜 수련으로 원래 몸과 마음을 회복하여 해탈하였습니다.

않고 오래 살 수 있었던 이유는 활성산소가 생성되지 않았기 때문입니다. 현대 의학과 과학은 그 비밀을 얼마나 알고 있을까요?

  수천 년, 아니 수만 년 전부터 전해져 내려오는 신선들의 이야기에 과학적 근거가 없다고 생각하는 분들이 많습니다. 그것은 허무맹랑한 동화가 아닙니다. 당시에는 과학이 발전하지 못해 밝혀내지 못했을 뿐입니다. 이제는 과학과 의학이 발전했습니다. 신선이 있다면 그 신선을 모델로 얼마든지 입증할 수 있을 것입니다.

  이 책을 읽는 분 중에는 의학자도 있고, 과학자도 있을 것입니다. 각 종교의 지도자들도 있을 것입니다. 이제는 모두가 협력하고 뜻을 모아서 새로운 시대, 과학의 시대에 맞는 수행 지침을 만들어야 합니다. 여러분들의 연구에 필요하다면 저의 몸을 기꺼이 내놓겠습니다.

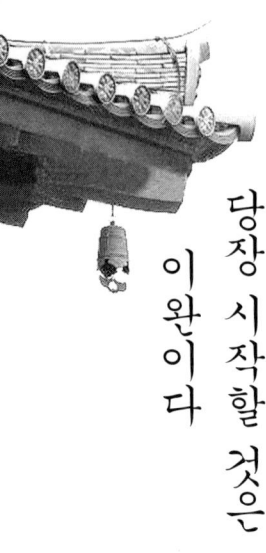

당장 시작할 것은 이완이다

여러분은 지금까지 살아오면서 자신의 몸이 얼마나 굳어 있는지 살펴본 적이 있습니까? 목 부위에서부터 어깨, 가슴, 복부 그리고 허리에 이르기까지 얼마나 굳어 있는지 여러분은 상상도 못 할 것입니다. 몸의 근육은 아주 서서히 굳어 가서 당장 느끼지 못할 뿐이지요. 살고 있는 방 안에 먼지가 하나도 없다고 생각해도, 창문 틈 사이로 빛이 들어오면 미세한 먼지가 보입니다. 마찬가지로 우리의 몸이 굳어 있는 사실을 모르고 평생을 살다 보니 병들어 가는 것입니다.

수행에 들어가기에 앞서 가장 먼저 할 일은 몸과 마음을 이완하는

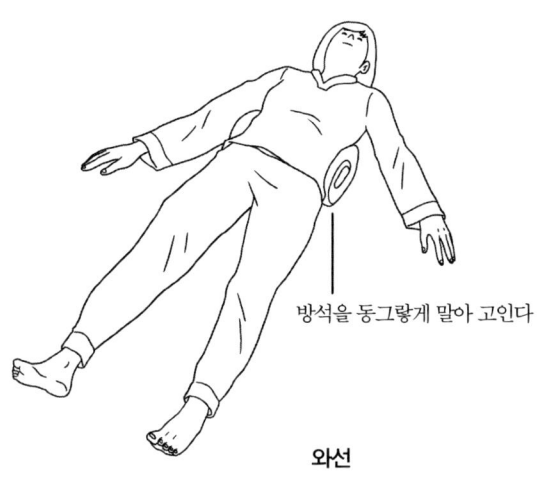

방석을 동그랗게 말아 고인다

와선

것입니다. 수행 방법으로는 와선을 추천합니다. 직경 7센티미터 정도의 베개나 방석을 동그랗게 말아 등(배꼽 뒤와 젖꼭지 뒤를 번갈아 가면서 하세요)에다 고이고 큰 대(大) 자로 누워서 몸에 힘을 빼세요. 디스크 환자나 평소 허리가 많이 아픈 분들은 5센티미터 높이의 방석으로 시작한 후 점차 높여 가면 됩니다.

처음 하는 분들은 허리의 힘을 뺄 수 없을 만큼 통증이 올 것입니다. 허리에 통증이 심하면 심할수록 몸이 그만큼 굳어 있다는 징표이니까 더욱 힘을 빼기 바랍니다.

와선을 할 때는 명상 음악이나 잔잔한 음악을 틀어 놓고 하면 좋습니다. 또는 마음을 움직이는 좋은 말을 들으며 이완하면 수행에 크게 도움이 됩니다. 와선 시간은 처음에는 10분 정도로 하고 점차 늘려 가세요. 처음부터 너무 무리하지 말기 바랍니다. 몸이 굳어 있는 상태에서 장시간 이완을 시도하면 신경을 다칠 수 있습니다.

 방석을 고인 후 힘을 빼면 통증이 시작됩니다. 이럴 때 더욱 힘을 빼야 합니다. 통증이 온다고 힘을 주면서 버티면 통증은 더욱 강해집니다. 몰입을 하면서 참아야 합니다.

 와선을 할 때는 들숨과 날숨을 천천히 하십시오. 들숨은 보다 천천히 해야 합니다. 들숨을 단전까지 내려 보낸다는 의념을 두고 하면 됩니다. 이때 주의할 것이 있습니다. 우리의 몸은 들숨 때보다 날숨 때 많이 이완됩니다. 그렇다고 지속적으로 날숨을 길게 하면 호흡과 관련된 모든 근육이 날숨이 편하도록 굳어 갑니다. 물론 폐 공간은 점점 작아지겠지요.

 오랜 기간 날숨을 길게 하면 폐 공간이 축소되어 마침내 산소 결핍 상태까지 다다르게 됩니다. 또한 폐 공간이 작아지면 충분한 산소 공급도 어려워집니다. 얕은 호흡으로 짧은 호흡을 할 경우 이산화탄소 결핍으로 인한 체내 알카리화로 심한 경련 및 의식 불명, 무호흡 등의 사태를 초래할 수도 있습니다.

 들숨을 하면서 억지로 과도하게 큰 힘을 주면 호흡 메커니즘이 자극받아 인체의 모든 근육과 신경이 굳습니다. 이때 스트레스 호르몬인 노르아드레날린이 분비됩니다. 스트레스 호르몬이 분비되면 심장 박동이 빨라지고, 위장에서 산이 과다하게 분비되며, 혈관은 좁아집니다. 무엇보다 무서운 것은 민무늬 근육의 경직입니다.

 민무늬 근육을 '불수의근'이라고도 하는데, 인체에서 아주 중요한 역할을 하는 근육입니다. 민무늬 근육에 대해서는 다시 한 번 상세하게 설명하도록 하겠습니다.

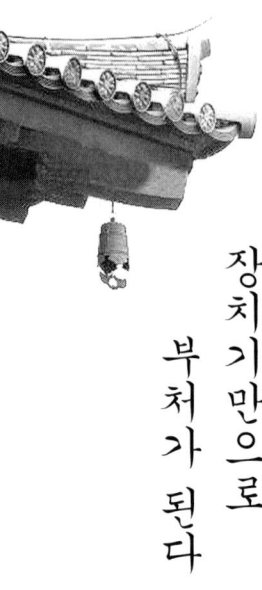

장치기만으로 부처가 된다

 2009년 봄, 충북 수안보에 있는 무량사에서 열리는 도반들의 정기 모임에 가경이라는 분이 참석했습니다. 그분은 호흡 수련은 물론이고 어떤 수련도 하지 않았는데도 단전이 뜨겁고 손과 발이 따뜻할 뿐만 아니라, 몸 구석구석에서 감도는 기운을 느낀다고 했습니다.
 처음에는 이분의 말을 믿지 못했습니다. 어떤 수련도 하지 않은 분의 몸에서 그런 현상들이 나타나기는 어려우니까요. 그런데 그분의 얼굴을 자세히 관찰해 보니 표정이 참으로 평온해 보이고, 피부색도 건강했습니다.

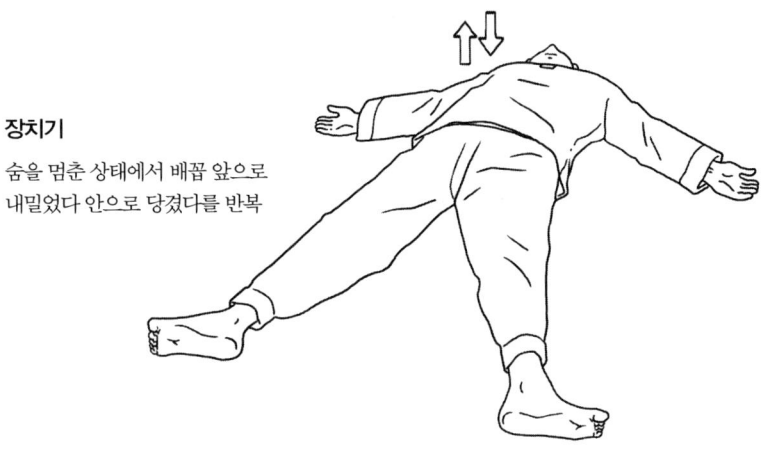

장치기
숨을 멈춘 상태에서 배꼽 앞으로
내밀었다 안으로 당겼다를 반복

그분의 상태에 대해 상세히 질문을 해보았습니다. 가경 님은 5년 전에 장이 좋지 않아 우연히 장치기를 시작한 후 장 기능이 회복되었다고 합니다. 그분은 하루도 빠짐없이 장치기를 했다고 합니다. 그러자 장 기능이 회복되고 다른 장기까지 건강해지면서 마음도 평온해지고 온몸에 기운이 감돌았다고 합니다. 가경 님은 자신의 몸에서 일어나고 있는 현상을 알고 싶어 모임에 참석했다고 했습니다.

제가 가경 님에게 호흡을 해보았냐고 묻자 전혀 한 적이 없다고 했습니다. 참으로 기이한 일이 아닐 수 없었습니다. 가경 님은 어떤 수련도 수행도 하지 않은 분인데 어떻게 그런 현상이 일어났을까요?

그 이유는 장치기를 통해 대장과 소장, 결장, 직장이 부드러워져 모든 장기들이 아래쪽으로 내려갔기 때문입니다. 장기들이 아래쪽으로 내려감으로써 당연히 위장도 내려가겠지요. 위장이 내려가면 횡격막이 쉽게 아래쪽으로 내려갈 것은 불을 보듯 뻔한 일입니다. 횡격막이 아래로 내려가는 호흡을 복식호흡이라 하지요. 복식호흡이 좋은 이유는 위에서 이미 설명 드렸습니다.

그럼 장치기 요령에 대해 알아보도록 하겠습니다. 우선 대 자로 편안하게 누워서 몸을 충분히 이완시키세요. 그런 다음 천천히 숨을 들이키는데, 이때 의념은 단전에 두십시오. 복부가 불룩하게 숨을 들이쉰 후 그대로 숨을 멈춥니다. 숨을 멈춘 상태에서 배를 앞으로 내밀었다, 뒤로 당겼다를 반복합니다. 숨을 멈춘 상태로 해야 합니다.

사람에 따라 10회에서 30회까지 하게 됩니다. 이때 무리하게 하지 말고 숨을 참을 수 있는 데까지만 하세요. 점차적으로 횟수를 늘려 가면 됩니다.

이번에는 반대로 해보겠습니다. 숨을 천천히 내쉰 후 멈춘 상태에서 같은 방법으로 배를 내밀었다, 당겼다를 반복하면 됩니다.

처음 하는 분들은 무척 힘들 것입니다. 하루도 쉬지 말고 꾸준히 하기 바랍니다. 본격적인 수행에 들어가기 전에 꼭 해야 할 수행입니다.

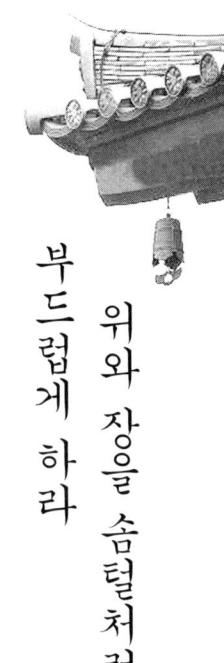

위와 장을 솜털처럼 부드럽게 하라

폐를 키우기 위해서는 무엇보다 횡격막을 아래쪽으로 내려가도록 하는 복식호흡을 해야 합니다. 횡격막을 아래쪽으로 내려가게 하려면 위장과 함께 소장과 대장, 직장, 결장 등 모든 장기들이 아래로 내려가야 합니다.

갓 태어난 아기의 복부를 유심히 들여다보세요. 복부는 물론이고, 성기가 있는 곳까지 불룩해지는 모습을 볼 수 있습니다. 이곳이 바로 단전입니다.

단전은 어떤 형체가 있는 것이 아니고, 어떤 장기가 있는 것도 아닙니다. 인간의 장기는 태어날 때에는 단전, 즉 치골 부위에 있다가 직립으로 걷기 시작하면서 점점 위쪽으로 올라붙습니다. 장기들이 얼마나 가슴 쪽으로 올라붙어 있느냐에 따라 그 사람의 건강 상태가 달라집니다. 장기가 위쪽으로 올라붙은 것을 수행자들은 '단전이 죽었다'라고 표현합니다.

단전이 죽었다는 말은 아래쪽으로 뜨거운 피가 내려오지 않는다는 의미입니다. 이렇게 되면 차가워야 할 머리는 뜨겁게 되지요. 이를 두고 '수승화강(水昇火降)이 되지 않았다'라고 합니다. 혈액 순환이 제대로 되면 항상 머리는 시원하고 복부는 따뜻합니다.

수행에 들어가기에 앞서 장애가 되는 모든 것들을 정비해야 하는데, 장을 부드럽게 하는 것도 무척 중요합니다. 장이 굳어 있으면 위장이 아래쪽으로 내려가지 못하고, 위장이 내려가지 못하면 횡격막도 내려가지 못할 테니까요. 횡격막이 내려가지 못하면 폐는 아래쪽으로 크지 못하고, 앞뒤와 좌우로 크게 됩니다. 이로 인한 부작용은 이미 위에서 말씀드렸기에 생략하도록 하겠습니다.

위와 장을 부드럽게 하는 방법으로 볼링공 굴리기를 추천합니다. 볼링공을 선택할 때 주의해야 할 점들이 있습니다. 여성 수행자들은 무게가 적게 나가는 볼링공을 선택해야 하고, 남성 수행자들은 남성용 볼링공을 선택하기 바랍니다. 경제적으로 부담이 있으므로 새것을 구입하지 마십시오. 가까운 볼링장을 찾아가면 폐기하려고 모아 둔 공들이 있습니다. 공짜로 얻거나 싼 가격에 구입해 깨끗하게 닦아 사용하면 됩니다.

볼링공을 복부에 올려놓고 시계 방향으로 돌린다

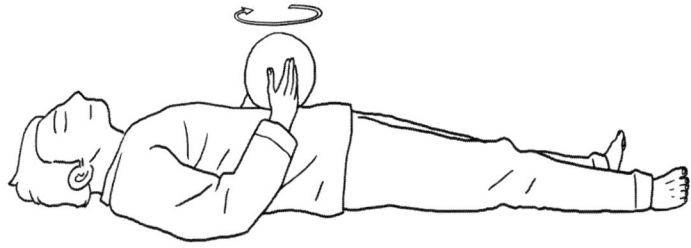

볼링공 굴리기 수련

볼링공으로 장을 마사지하는 요령은 아주 쉽고 간편합니다. 반듯하게 누운 후 볼링공을 복부에 올려놓고 시계 방향으로 돌리면 됩니다. 장이 뭉쳐 있거나 굳어 있는 부위에서는 심한 통증을 느낄 것입니다. 참아야 합니다. 하루아침에 효과를 보려고 하지 마세요. 한국 사람들은 성미가 급해서 금세 효과를 보지 못하면 자신에게 맞지 않다고 판단하거나 아무 효과가 없다고 포기해 버립니다. 볼링공 마사지도 단기간에 효과를 볼 수 있는 방법이 아닙니다. 인내를 갖고 지속적으로 해보기 바랍니다.

볼링공 굴리기를 할 때 효소 식품이나 유산균을 먹으면 더욱 큰 효과를 볼 수 있습니다. 효소 식품은 여러 가지가 있으니 그중 한 가지를 선택하면 됩니다.

공 굴리는 시간은 10분 정도가 적당하지만, 횟수는 자주 할수록 좋습니다. 처음 수행을 시작하는 분들은 시간이 허락하는 대로 자주 해서 장을 빨리 풀어 주어야 합니다.

  너무 힘을 주어 공을 굴리면 자칫 장기에 무리를 줄 수 있습니다. 부드럽게 마사지하도록 주의하세요. 장에 염증이 있거나 기타 질병이 있는 분이라면 각별히 조심하기 바랍니다.

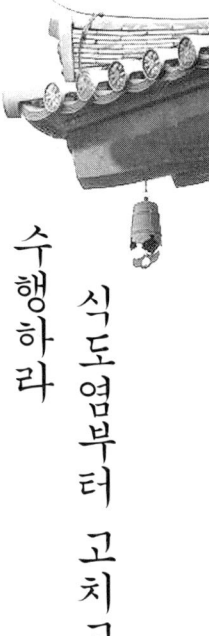

식도염부터 고치고 수행하라

어떤 부위에 염증이 있든 수행자에게는 치명적이라고 할 수 있습니다. 특히 식도에 염증이 생기면 식도에서 그치지 않고 횡격막과 식도 뒤에 있는 기관지까지 퍼지게 됩니다.

식도의 염증은 횡격막을 굳게 만들고, 횡격막이 굳으면 들숨을 해도 횡격막이 아래쪽으로 내려가지 못합니다. 결국 앞뒤 좌우로 폐가 커지게 되겠지요. 이것을 흉식호흡이라고 합니다.

식도의 염증 때문에 횡격막이 굳어 아래쪽으로 내려가지 못하면 위장도 아래쪽으로 내려가지 못하며, 위장이 내려가지 못하니 소장과 대

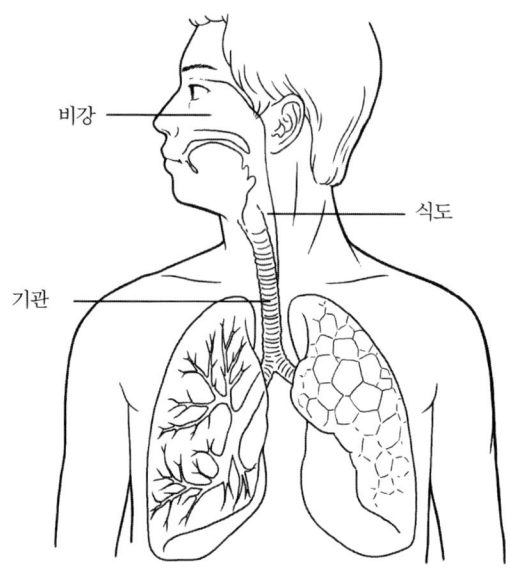

장, 직장도 내려가지 못합니다. 상태가 지속되면 아래쪽에 있던 장기들이 조금씩 위쪽으로 올라붙게 됩니다. 장기들이 오랜 세월 조금씩 올라붙으면 위장은 횡격막 바로 밑까지 달라붙습니다. 결국 단전 부위도 굳어 버려 단전이 매몰되고 맙니다.

병을 앓고 있는 환자들이나 수행을 하다 상기병에 걸린 사람의 단전을 확인해 보면 매몰되어 있는 상태를 확인할 수 있습니다. 식도의 염증이 단전까지 매몰시키는 결과를 만든 것이지요.

이뿐만이 아닙니다. 식도염을 방치하면 염증이 식도 뒤에 붙어 있는 기관지까지 번지게 됩니다. 그 결과 기관지에 염증이 가득 차 통로가 좁아지지요. 기관지의 통로가 좁아지면 콧구멍을 통해 들어오는 공기의 양이 폐 쪽으로 유입되지 못합니다.

　기관지의 염증으로 인해 폐가 충분히 확장되지 못하고 점점 축소되면 모든 갈비뼈가 안쪽으로 좁혀 들겠지요. 폐가 축소돼 흉부가 좁아지면 팔 쪽으로 내려가는 신경과 척추를 타고 지나가는 신경을 시작으로 대부분의 신경들이 압박을 받게 됩니다. 그 결과 인체의 모든 기능들이 떨어져 결국 병들게 되지요. 이런 병들은 고통만 있을 뿐 의학적으로는 확인되지 않습니다. 오늘날 병명조차 알지 못하고 통증을 호소하는 원인이 여기에 있습니다.

　그럼 식도염의 원인은 무엇일까요? 그것은 위산 때문입니다. 위장이 스트레스를 받거나, 해로운 음식을 먹거나, 질환으로 인해 위산이 과다 분비되면 위산이 역류합니다. 위산이 역류하면 식도 괄약근에 염증이 생기지요.

　식도 괄약근은 횡격막 바로 위에 있는데, 평상시에는 오므라져 있다 음식이 들어오면 벌어집니다. 위산으로 인해 이곳에 염증이 생기면 기능이 떨어져 느슨해지지요. 그 틈을 타고 위산이 목으로 올라옵니다. 당장 식도염부터 고치고 수행을 시작하기 바랍니다.

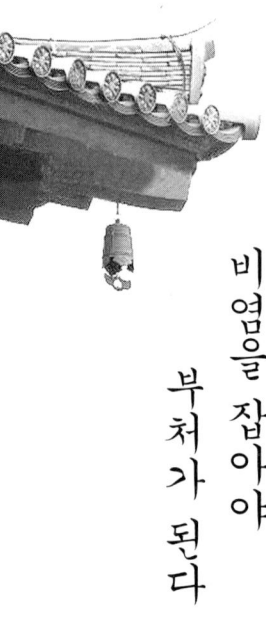

비염을 잡아야 부처가 된다

　식도염과 함께 수행자가 반드시 치료해야 할 병은 비염입니다. 비염과 축농증이 있는 사람이 수행을 지속하면 심한 상기 현상이 일어납니다. 비염과 축농증이 있는 사람은 반드시 병부터 치료한 후 수행에 들어가야 합니다.

　비염과 축농증은 같은 병입니다. 축농증은 비염을 오랫동안 방치한 결과이지요. 비염과 축농증 환자들은 콧속은 물론 부비동 전체가 농으로 가득 차 있어 숨구멍이 좁아져 있습니다.

　해가 갈수록 비염에 걸리는 환자가 늘어나고 있습니다. 특히 알레르

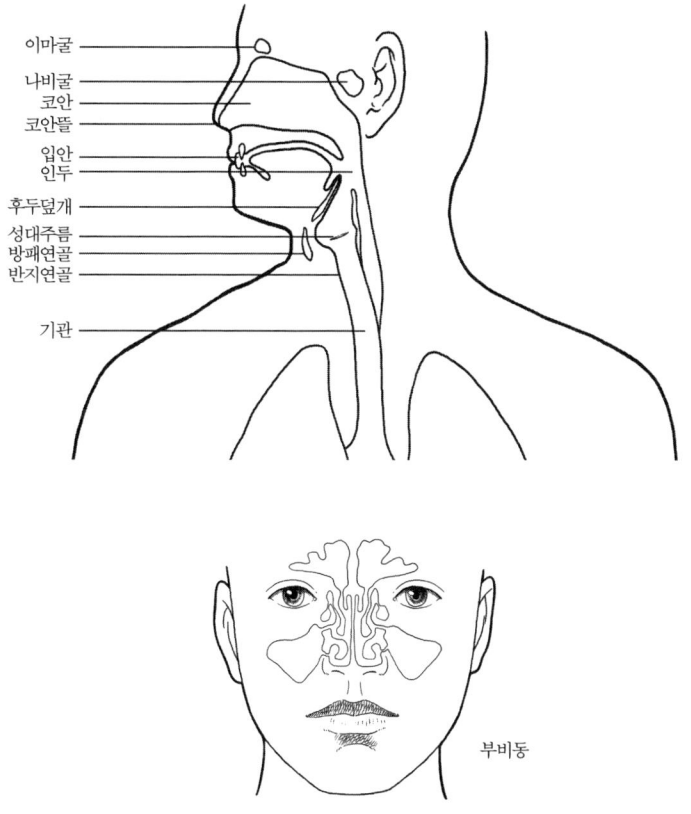

부비동

기 비염이 폭발적이지요. 같은 지역에서 같은 공기를 마시고, 같은 물을 먹고, 같은 꽃가루를 흡입하는데, 어째서 어떤 사람은 알레르기에 걸리고 어떤 사람은 멀쩡할까요?

이것은 인체의 면역력과 관련이 있습니다. 면역력은 왜 떨어질까요? 세포의 면역력은 충분한 산소와 양질의 영양분, 오염되지 않은 음식, 맑은 공기가 중요한 역할을 합니다. 마지막으로 면역력을 결정하는 것은 혈액 순환입니다. 똑같은 조건에서도 면역력이 떨어지는 이유는 혈액 순환 장애가 있기 때문입니다. 혈액이 제대로 순환하지 못하면 체내에서 활성산소가 기승을 부리게 되고, 활성산소 때문에 염증이 발생하지요.

요즘은 어린아이들도 비염에 잘 걸립니다. 아이들도 혈액 순환 장애가 있느냐고 반문하시는 분들이 있습니다. 그렇습니다. 아이들도 혈액 순환이 원활히 이루어지지 않아 비염에 노출돼 있습니다.

아이들이 혈액 순환이 안 되는 원인은 구부러진 자세 때문입니다. IT 강국 대한민국답게 우리 아이들은 어려서부터 컴퓨터 앞에 붙어 지냅니다. 나라의 미래인 아이들의 자세가 점점 굳고 있습니다. 허리와 등이 앞으로 구부러지고 있다는 말입니다. 당연히 단전도 일찍 닫혀 버립니다.

허리와 등이 앞으로 구부러지면(특히 배꼽과 명치 사이) 횡격막은 아래쪽으로 내려가지 못할 뿐만 아니라, 호흡과 관련된 모든 근육들이 흉식호흡으로 굳어져 심장으로 들어오는 정맥의 피가 제대로 흐르지 못하게 됩니다. 하루빨리 잡지 못하면 위장은 점점 가슴 쪽으로 올라붙고, 신선한 산소와 포도당을 공급받지 못한 세포에서는 활성산소가 기승을 부립니다. 아이들이 점점 면역력을 잃어 가는 것입니다.

수행자는 비염에 걸리지 않도록 반드시 코에 물을 넣어 세척해야 합니다. 코 세척은 하루에 두 번씩 하는 것이 좋습니다. 그 이상 해도 무해합니다.

코 세척은 양손에 물을 받아서 코로 힘을 주어 들이킨 후 입으로 뱉어 내면 됩니다. 처음에는 콧속의 신경들이 자극받아 약간의 통증을 느낄 것입니다. 또한 뇌 뒤쪽 옥침 부위까지 짜릿한 자극을 받을 것입니다. 강한 자극을 받는 사람은 그만큼 세포에 염증이 많아 신경이 예민해져 있다는 의미입니다. 점차적으로 통증과 자극은 줄어듭니다. 겁먹지 말고 코 세척을 생활화하기 바랍니다.

코골이를 하는 분들은 원인을 찾아 제거해야 합니다. 코골이를 하는 수행자는 절대 성공할 수 없습니다. 코골이를 하는 분들도 수행하는 과정에서 완치될 수는 있습니다. 꾸준하게 수행하면 목 주변, 즉 경추가 이완되면서 호흡 통로가 넓어져 코골이가 사라집니다. 코골이도 호흡의 통로가 좁아져서 오는 현상이므로 몸을 이완시키면 완화되지요.

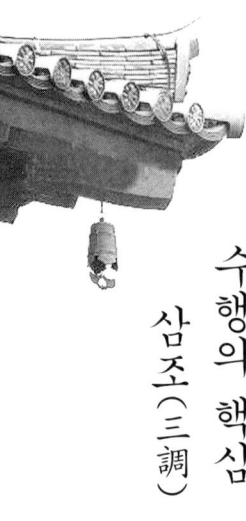

수행의 핵심, 삼조(三調)

수행은 한마디로 삼조라 할 수 있습니다. 삼조란 조신(調身), 조식(調息), 조심(調心)을 말하지요.

'조신'이란 몸을 고르게 하라는 말입니다. '조식'은 숨을 고르게 쉬라는 말입니다. 수행에 있어 처음부터 끝까지 숨을 빼놓고 논할 수 없겠죠. '조심'은 마음을 고르게 하라는 뜻입니다. 마음을 고르게 하라는 것은 속세에 물든 모든 정보를 지우라는 뜻입니다. 마음도 수행에 있어 빼놓을 수 없는 것입니다.

수행자들은 오랜 세월 수행하는 과정에서 호흡과 마음이 어떤 연관성을 가지고 있는지 몸으로 체험해야 합니다. 아무리 이론에 밝다 해도 직접 체험하지 못하면 공염불에 그치고 맙니다. 이론도 중요하지만 경험이 더욱 중요하다는 말씀을 드리고 싶습니다.

서점에 수행과 관련된 책들이 홍수를 이루고, 저마다 자신의 수행 방법과 이론이 옳다고 주장하고 있습니다. 진리는 둘이 될 수 없고, 부처는 두말을 하지 않았듯이, 수행에 성공한 사람이라면 인체에서 나타나는 모든 반응이 동일해야 할 것입니다. 불교의 수행법으로 깨달음을 이룬 분이나 유교, 도교, 선도의 수행법으로 수행한 분이나, 인체가 다르지 않기 때문에 나타나는 현상도 같다는 말입니다. 다만 표현하는 방법이 다를 뿐입니다.

직접 몸으로 체험하지 못한 무지한 사람들은 각자 다른 의미로 해석하고 있습니다. 이것이 오늘날 수련 문화의 심각한 문제입니다. 수행하다 병을 얻는 사람, 요절하는 사람들이 속출하고 있습니다. 그래서 글이 칼보다 무섭다는 것입니다.

수행 지침서를 누가 읽느냐에 따라 다른 상황이 연출되기도 합니다. 날카로운 칼을 어린아이가 가지고 있으면 자신의 몸을 상하게 할 위험이 있습니다. 칼을 소나 돼지를 잡는 백정이 가지고 있으면 많은 생명을 도륙하는 데 사용됩니다. 요리사라면 맛 좋은 음식을 만드는 데 사용하겠지요. 조각을 하는 분들이 가지고 있으면 멋진 작품이 나올 것이고요.

수행 지침서를 잘 탐독하고, 깊이 사색하십시오. 인체의 구조에 대해서 누구보다 깊이 공부해야 한다는 것도 잊지 마십시오. 마음도 마찬가지로 중요합니다. 몸과 호흡과 마음을 두루 고르게 하는 것이야말로 수행의 핵심임을 명심하십시오.

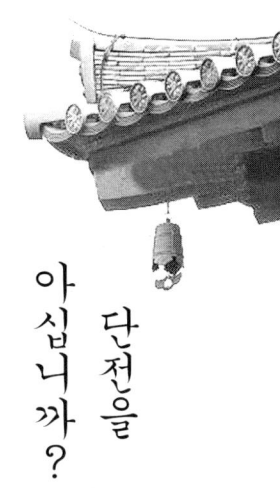

단전을 아십니까?

　명상을 하든, 수행을 하든 단전이라는 단어를 모르고서는 수련을 시작할 수 없습니다. 그런데도 단전의 위치에 대해 정확하게 알고 있는 수행자는 많지 않습니다. 10톤 트럭에 가득 싣고도 남을 만큼 많은 수행서들이 단전에 대해 설명하고 있지만, 저마다 주장이 달라 초보자들은 어떤 책을 믿어야 할지 난감하기만 합니다.

　옛 선조들이나 지금의 선지식들이나 단전에 대한 설명을 달리하고 있습니다. 심지어 단전의 위치에 대해서도 동일하지 않게 말하고 있으니 어찌해야 합니까? 어떤 지도자는 배꼽에서 5치 정도 아래에 단전이 있다고 하고, 어떤 지도자는 배꼽에서 손가락 세 개를 붙인 곳이 단전이라고 합니다. 어떤 지도자는 치골 바로 위쪽에 단전이 있다고 합니다.

단전에 대해 명확하게 설명하려면 자신의 몸을 통해 직접 체험할 수밖에 없다는 말씀을 드리고 싶습니다. 도교에서 말하는 임맥과 독맥을 관통한 분이라면 단전에 대해 명확하게 설명할 수 있으며, 이들의 설명은 하나같이 동일할 것이라고 저는 자신합니다.

한마디로 말해서 단전은 없습니다. 현대 의학의 힘을 빌려 해부를 해보아도 단전이라는 장기도, 형체도 없습니다. 배꼽 주위에는 아무런 형체도 장기도 없다는 말입니다.

여기서 그치는 것이 아닙니다. 많은 지도자들은 상단전, 중단전, 하단전에 대한 수많은 말을 하고 있습니다. 양 눈썹 사이를 상단전이라 하고, 양 젖꼭지 중앙 부분을 중단전이라 하며, 배꼽 아래를 하단전이라고 말합니다.

우리 함께 생각해 볼까요? 이마 부위에 무엇이 있기에 상단전이라 하며, 젖가슴 중앙에는 어떤 장기가 있어 중단전이라 하며, 배꼽 밑에 무엇이 있기에 하단전이라 할까요? 수천 년 전 인간의 장부들을 볼 수 없는 시대에 선조들이 문자로 남겨 놓은 주장에 우리가 아직도 얽매여 있어야 할까요?

물론 선조들의 수행 지침서를 무시해서는 안 됩니다. 다만 현대 문명에 맞게 표현하고, 자신이 직접 수행을 통해 체험한 후 과학적으로 설명하자는 것입니다. 조금만 공부를 하면 누구나 단전에 대해 명확하

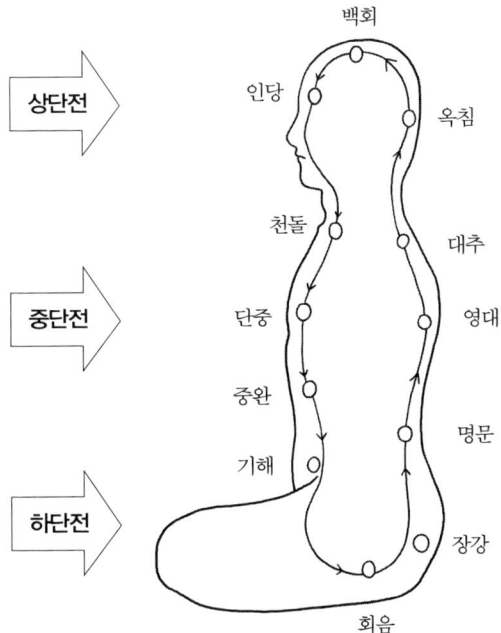

게 설명할 수 있습니다.

옛 선조들이 가리키는 상단전 쪽을 해부해 보아도 아무것도 없습니다. 단지 부비동과 뇌를 분리시키는 막이 형성돼 있을 뿐입니다. 그 부위에 있는 세포들은 부비동에서 시작된 염증으로 가득 차 있습니다. 수련을 통해 염증들이 없어지고 뇌 신경들이 기능을 회복하면 인당 부위에 강한 감각이 나타나는 체험을 할 수 있습니다.

중단전도 인체 공부와 수행을 하다 보면 옛 사람들이 왜 그곳을 중단전이라 했는지 알게 됩니다. 하단전도 마찬가지입니다. 그 이유는 앞으로 하나하나 설명해 나가도록 하겠습니다.

과학이 발전한 오늘날 단전에 대한 설명이 각기 다르다는 것은 많은 사람들이 아직 완전한 체험을 하지 못했다는 뜻입니다. 임맥과 독맥을 관통하고, 마음자리를 보고, 인체를 공부한 수행자는 단전에 대한 설명도 동일하다고 저는 자신 있게 말씀드릴 수 있습니다.

단전에는 아무런 장기도 형체도 없다는 것을 수행자는 밝게 이해하기 바랍니다. 그럼에도 단전은 있습니다.

근육 하나도 놓치지 말고 공부하라

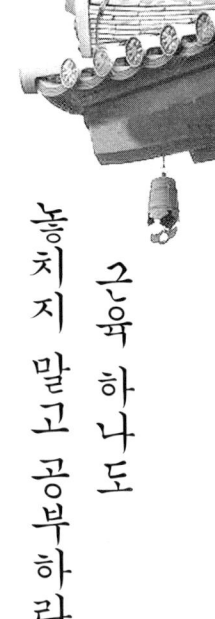

　우리 몸에는 자신의 생각대로 움직일 수 있는 근육이 있고, 마음대로 움직일 수 없는 근육이 있습니다. 의학적인 용어로는 마음대로 움직일 수 있는 근육을 '수의근'이라 하고, 생각대로 움직일 수 없는 근육을 '불수의근'이라고 합니다.

　팔, 다리, 손가락, 발가락, 허리, 목 등은 내가 움직이고 싶을 때 언제든 움직일 수 있습니다. 반대로 나의 생각과는 전혀 관련 없이 스스로 움직이는 근육이 있습니다. 이 근육을 불수의근, 또는 '민무늬근'이라 합니다. 혈관이나 대장, 소장, 십이지장, 직장, 위장 등이 민무늬근입니다.

민무늬근들은 호르몬으로 움직입니다. 음식이 몸에 들어오면 위장과 대장이 움직이도록 호르몬이 분비됩니다. 민무늬근을 움직이는 호르몬이 제대로 분비되지 못하면 장기들의 기능이 떨어지겠지요.

제 경험으로도 스트레스를 받으면 장기의 기능이 둔화되고 혈관이 수축되는 것을 느꼈습니다. 호르몬 분비를 차단하는 스트레스 호르몬을 노르아드레날린 호르몬이라고 합니다.

수행자들이 꼭 알아둬야 할 민무늬 근육이 있습니다. 폐와 관련된 민무늬 근육입니다. 의사들은 폐에 근육이 없다고 합니다. 그럼 제가 말하는 폐의 민무늬 근육이란 무엇일까요?

먼저 숨이 들어가는 통로를 한번 점검해 보도록 하겠습니다. 코를 통해 들어온 공기는 콧구멍을 지나 부비동을 거쳐 기도로 넘어가 후두를 지나 1차 기관지로 넘어갑니다. 1차 기관지에서 양쪽 폐로 분리되는 2차 기관지를 지나 나뭇가지처럼 점점 뻗어 나가는 3차, 4차, 5차, 6차 기관지를 지납니다. 마지막으로 허파 꽈리에서 혈액 속으로 스며듭니다.

기관지는 목구멍에서 폐 쪽으로 가면 갈수록 점차적으로 좁아지는데, 이 기관지의 근육이 민무늬 근육입니다. 스트레스를 받으면 기관지에 있는 민무늬 근육이 수축되면서 산소가 제대로 들어오지 못한다는 것은 상식이겠지요.

민무늬 근육이 수축되지 않고 원활하게 제 기능을 하려면 어떻게 해야 할까요? 바로 스트레스를 받지 않아야 합니다. 우리네 삶이 스트

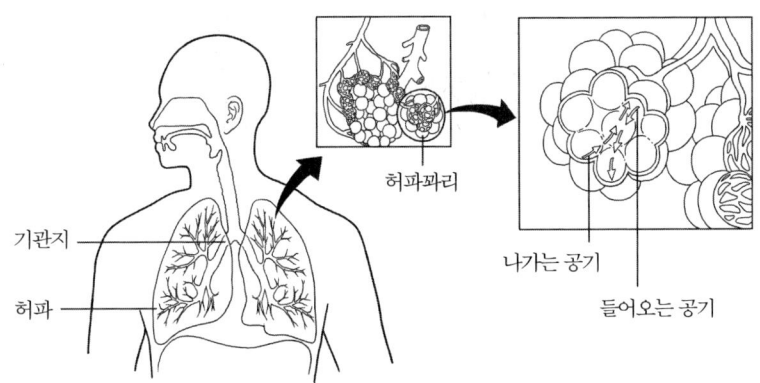

레스 없이 살 수 없는 처지이니 안타깝습니다. 수행자들은 반드시 민무늬 근육이 경직되지 않도록 마음을 잘 다스려야 한다는 점을 명심하기 바랍니다.

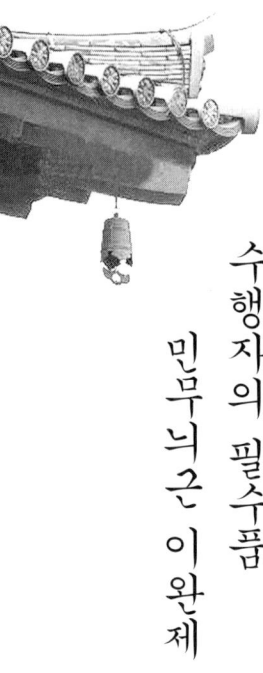

수행자의 필수품, 민무늬근 이완제

옛날 영국 왕실에서 만병을 다스리기 위해 사용한 약이 있습니다. 배가 아파도, 머리가 아파도 사용한 이것은 신비하게도 모든 증상에 효능이 있었다고 합니다. 도대체 그 약이 무엇이었을까요? 저는 어떤 병도 낫게 하는 약의 정체도 궁금했지만, 그 약의 과학적 원리를 더욱 알고 싶었습니다. 제가 그 원리를 체득하는 데에는 10년이란 세월이 걸렸습니다.

영국 왕실에서 만병을 다스리기 위해 사용해 온 약은 '달맞이꽃 종자 기름'이었습니다. 식품 학자들이 밝혀 놓은 연구 자료를 보면 달맞이꽃 종자 기름에는 '감마리놀렌산'이라는 성분이 다량으로 함유되어 있다고 합니다. 감마리놀렌산은 체내에서 리놀레산이 변환되거나 외부로부터 유입됩니다. 우리 인체에 중요한 생리 활성을 가지는 '프로스타글란딘'이라는 물질을 만드는 데 필수적인 성분으로, '국소 호르몬'이라 불린다고 합니다.

아무튼 달맞이꽃 종자 기름이 인체에 미치는 영향은 식품학자들이나 의학자들도 인정하고 있습니다. 저는 달맞이꽃 종자 기름을 섭취하면 민무늬 근육이 이완된다는 것을 직접 체험하였습니다. 특히 폐의 세말 기관지를 비롯해 모든 기관지의 근육이 이완되었습니다.

민무늬 근육이 굳으면 대장과 소장, 직장이 경직되면서 장에 가스가 심하게 차는데, 이 가스를 제거하는 데에도 효과가 있었습니다. 장에 가스가 차면 횡격막을 아래쪽으로 밀어내지 못합니다. 이로 인하여 원활한 복식호흡이 이뤄지지 않아 복부에 있는 혈액이 쉽게 심장으로 흘러들지 못하며, 심장에서 폐로 보내는 혈액도 원활하지 못하여 심장에 무리를 주게 됩니다. 혈액이 심장으로 흘러들지 못하면 복부에는 차가운 냉기가 돌고, 머리 쪽 혈관은 압력을 받지요.

수행자들은 반드시 달맞이꽃 종자 기름을 보유하고 있어야 합니다. 장에 가스가 심하게 차거나 호흡하기가 힘들 때 사용하면 좋은 효과를 볼 것입니다. 장기간 복용하지 말고 가스가 찰 때 사용하기 바랍니다.

가스를 빨리 제거하지 못하면 혈액 순환 장애로 활성산소가 기승을 부립니다. 활성산소가 체내에 오래 머물면 세포에 염증을 일으키

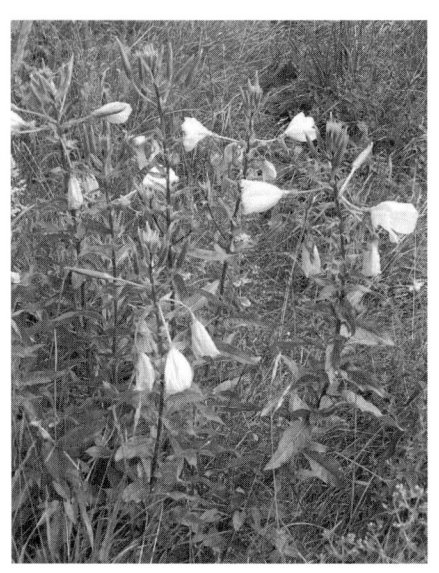
달맞이꽃

지요. 인체의 모든 병은 세포의 염증에서 시작된다고 했습니다. 장에 가스가 차면 어떤 결과를 초래하는지는 불을 보듯 뻔하지 않습니까?

장에 가득 찬 가스가 모든 질병의 시작임을 기억하십시오. 가스는 임맥과 독맥을 뚫고 연정화기(練精化氣)가 일단락될 때까지 지속된다는 점을 명심해야 합니다. 수행을 하면서 장에 가스가 찼다고 생각되면 달맞이꽃 종자 기름을 먹기 바랍니다. 부작용은 없으니 안심해도 됩니다.

감마리놀렌산으로 변환되는 리놀레산이 많이 들어 있는 기름도 있습니다. 홍화씨 기름입니다. 홍화씨 기름에는 항산화 성분도 다량으로 함유되어 있습니다. 홍화씨 기름을 구입할 때는 착유해 놓은 기름을 구입하지 말고 직접 홍화씨를 구입해 기름을 짜면 더욱 안전합니다. 변질된 기름을 섭취할 경우 건강을 해칠 수 있으니 조심하기 바랍니다.

민무늬 근육 이완과 장 기능 회복에 효과적인 것을 한 가지 더 소개해 드리겠습니다. 오리알 기름입니다. 무정란보다 유정란으로 기름을 짜서 먹으면 아주 큰 효과를 볼 수 있습니다. 오리알 기름은 시중에서 많이 유통되고 있는데, 가격이 만만치 않습니다. 직접 기를 수 있는 분들은 사육을 하면 경제적일 것입니다.

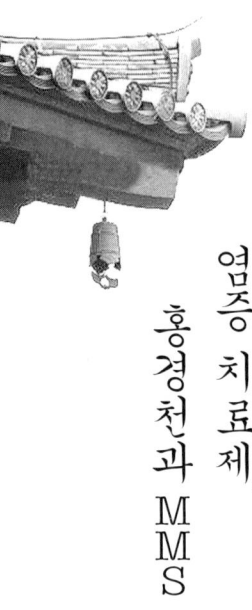

염증 치료제, 홍경천과 MMS

지금부터 12년 전, 제가 속세를 떠나 수행을 시작할 당시의 일입니다. 당시 저는 오랜 위장병과 위산 과다를 앓고 있던 터라 식도염은 물론이고 염증이 횡격막까지 번져 있었습니다. 후두염과 치주염, 비염까지 앓고 있었지요. 말 그대로 온몸이 염증으로 뒤범벅되어 있었다 해도 과언이 아니었습니다.

수행을 시작한 지 보름쯤 되자 가슴 주위에 통증이 너무 심해 가까운 병원을 찾아 정밀 검사를 했습니다. 결과는 위암이었습니다. 이미 죽음을 각오한 터라 수술은 당초부터 생각하지 않았습니다. 그저 통증 없이 편하게 죽기를 발원하면서 피나는 수행을 하기 시작했지요.

이때 경험한 염증 치료에 대해 말씀드리고자 합니다. 저는 당시 염증을 잡기 위해 모든 의학적인 방법을 총동원했습니다. 하지만 좀처럼 나아질 기미가 보이지 않았습니다. 증세만 완화될 뿐 뿌리를 뽑을 수 없었지요.

식도염의 뿌리를 뽑으려면 위산을 잡아야 하는데, 그게 여간 어려운 일이 아니었습니다. 위산 과다를 해결하려면 스트레스로 인해 경직된 몸을 이완시켜야 해서 긴 시간의 수련으로 해결할 수밖에 없었습니다. 그러니 식도염은 약으로 치료할 수 없는 불치병이라고 말씀드리고 싶습니다.

위장병이나 식도염 때문에 약을 드시는 분들은 잠시라도 약을 끊으면 곧바로 통증을 느낀다고 합니다. 약을 먹을 때는 통증이 없다가 약을 끊으면 통증이 온다면, 병의 뿌리를 뽑지 않고 잠시 통증을 멈추게 했을 뿐이지요.

세상에 특정 질병을 단번에 뿌리 뽑는 약을 만들어 내는 제약 회사가 있을까요? 오랜 시간 동안 막대한 연구비를 투자해 어떤 병을 한 번의 투약으로 완치되는 약을 만든다면 그 회사는 곧 망하고 말 것입니다. 제약 회사는 통증만 완화시킬 뿐 병의 뿌리를 뽑는 약은 만들지 않는다는 점을 알아야 합니다.

제약 회사가 만든 약으로는 증세와 통증을 완화시키고, 인체의 자연 치유 능력을 길러 병의 뿌리를 뽑아야 합니다. 병의 뿌리를 뽑는 방법

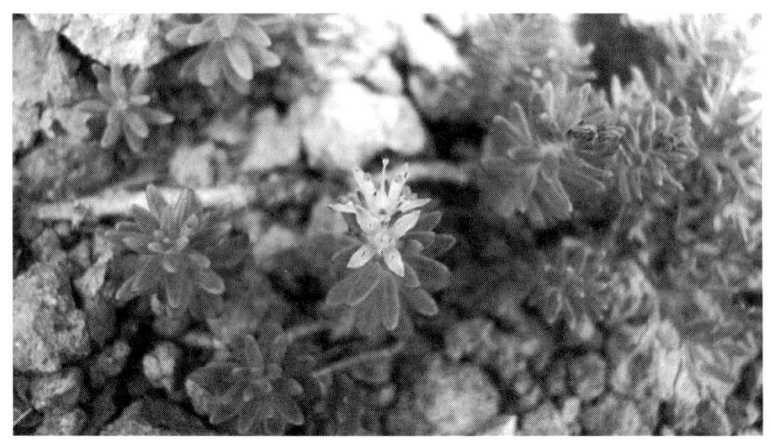
고산 지대의 척박한 환경에서 서식하는 홍경천.

은 몸의 구조를 바로잡아 막혀 있는 임맥과 독맥을 뚫어 주는 것입니다. 어떤 약도 세포의 염증을 뿌리까지 뽑을 수 없습니다. 오직 수행만이 가능하다는 말씀을 드리고 싶습니다.

질환을 앓고 있거나 수련을 하는 분 중에 염증으로 고생하는 분들이 많습니다. 그분들을 위해 '홍경천'과 'MMS'라는 약을 소개하려고 합니다. 제가 하루아침에 찾아낸 약이 아니라 오랜 체험으로 밝혀낸 것임을 알려 드립니다. 염증으로 고생하는 분들은 꼭 한번 사용해 보기 바랍니다.

홍경천은 고산 지대에서 자생하는 풀로, 기관지의 염증과 비염에 아주 효과적입니다. 비염을 미연에 방지하기 위한 소독약으로도 손색이 없지요. 홍경천을 환으로 만들어 하루 세 번, 식후 30분 후에 섭취하세요. 어른은 120알, 15세 미만은 어른의 1/2을 섭취하면 됩니다. 홍경천 1킬로그램을 2리터의 곡주(60도짜리)에 담그고 60일이 지난 후에 면봉에다 묻혀 코를 소독하면 비염과 축농증에도 큰 효과를 볼 수 있습니다. 수행하는 분들은 반드시 준비해야 한다는 것을 잊지 마십시오.

MMS에 대해서는 제가 설명하기보다 전문적으로 알리고 있는 사이트의 도움을 받는 것이 좋을 듯합니다. 주소창에 cafe.daum.net/mmstherapy를 치거나, '다음 카페' 검색창에서 'MMS 요법'이라고 치면 됩니다. 이 사이트에 접속하면 여러 체험 사례들을 볼 수 있습니다.

제가 MMS를 6개월 동안 장기 복용했지만 어떤 부작용도 없었습니다. 저를 따라 복용한 회원들 중에는 질병이 크게 호전되는 아주 놀랄 만한 결과를 얻은 사람도 있습니다.

3

수련을 시작하다

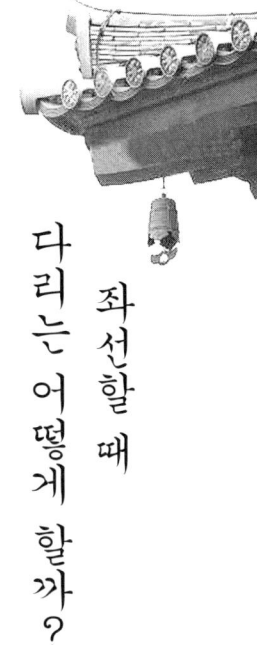

좌선할 때 다리는 어떻게 할까?

처음 수행을 시작하는 사람들 중에는 자리에 앉을 때 다리를 놓는 특별한 정법이 있느냐고 묻곤 합니다. 수행자의 몸 상태에 맞게 다리를 처리하는 것이 가장 합리적이고 효과적이라고 생각합니다.

수행을 이제 막 시작하신 분들이 결가부좌를 하고 앉으면 상당한 고통이 옵니다. 온몸에 힘이 들어가고, 신경과 근육이 경직되지요. 그럼 두 번 다시 앉기가 싫어집니다. 절대 무리하면 안 됩니다.

먼저 결가부좌가 무엇인지 배워 보도록 하겠습니다. 한쪽 다리를 반대쪽 허벅지 위에 발바닥이 위를 향하도록 올려놓습니다. 다른 발은 반

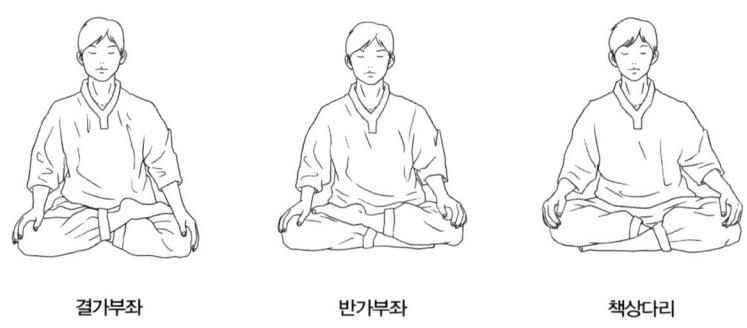

| 결가부좌 | 반가부좌 | 책상다리 |

대쪽 허벅지에 역시 발바닥이 위를 향하도록 올려놓습니다.

양쪽 발바닥을 서로 반대편 허벅지에 올려놓으면 팽팽하게 당겨져 인체의 균형이 잘 잡힙니다. 처음 수행을 시작한 수행자도 언젠가는 결가부좌를 해야 하므로 무리하지 않는 범위 내에서 다리를 단련하기 바랍니다.

반가부좌는 한쪽 발만 반대편 허벅지 위에 올려놓는 방법을 말합니다. 초보자들이 가장 많이 하는 자세입니다. 반가부좌로 할 때는 주의할 점이 있습니다. 하루는 오른발을 왼쪽 허벅지 위에 올려놓고 좌선을 했으면, 다음날은 반대로 왼발을 오른쪽 허벅지 위에 올려놓고 해야 합니다. 번갈아 하지 않으면 인체는 한쪽으로 기울어져 바로잡기가 무척 힘들어집니다.

책상다리를 하는 방법도 있습니다. 책상다리는 양쪽 발 모두를 바닥에 놓는 방법인데, 처음 시작하는 분들이 좋아하는 자세이기도 합니다. 반가부좌조차도 힘이 드는 분들은 책상다리를 해도 상관없습니다. 하지만 굳었던 다리가 풀리면 곧바로 반가부좌를 취해야 합니다.

인체는 편한 쪽으로 가려고 합니다. 그대로 방치하면 회복할 수 없는 구조로 바뀌게 됩니다. 처음에야 어떤 자세로 시작했든 결국 결가부좌 자세를 취해야 합니다. 다리와 몸이 이완되는 대로 조금씩 습관을 들이기 바랍니다.

처음 좌선을 시작하면 참을 수 없을 만큼 힘든 통증을 느낍니다. 몸이 굳어 있는 만큼 강한 통증이 온다는 사실을 미리 알고 잘 이겨 내기 바랍니다.

다리 저림 현상은 언제까지 지속될까요? 많은 수행자들을 지켜본 결과, 다리 저림 현상은 강도가 줄어들었다 강해졌다를 반복하면서 임맥과 독맥이 완전히 열릴 때까지 계속됩니다. 그 이후에는 다리 저림이 완전히 사라지고, 자신의 몸조차 느끼지 못하는 경지에 이르게 되지요. 만약 죽기를 각오하고 압력과 통증이 사라질 때까지 결가부좌로 버틴다면, 빠른 시간 안에 몸의 구조가 바로잡히면서 다리 저림도 없어질 것입니다. 이 같은 수행을 '항가부좌 수행'이라고 합니다.

저도 처음 수행을 시작할 때 항가부좌로 다리를 굴복시켰습니다. 결가부좌 자세로 앉은 후 다리를 타이어로 묶은 채 하루 8시간씩 좌선을 했으니까요.

여러분 중 상근기를 발휘해 보고 싶은 분은 저에게 연락을 주십시오. 지금도 지리산에서 항가부좌로 하루 8시간씩 수행하는 수행처를 알려 드리겠습니다. 이런 분들과 함께 수행을 하면 큰 도움이 될 것입니다.

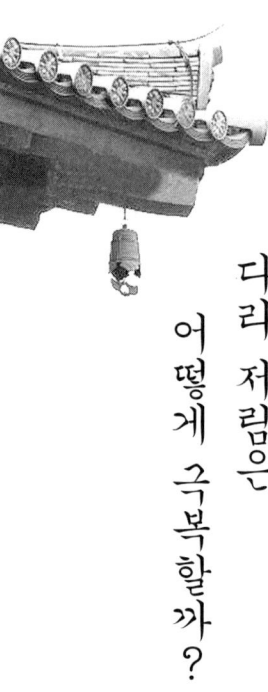

다리 저림은 어떻게 극복할까?

　명상을 하든, 화두 참선을 하든, 좌선을 하든 다리 저림은 누구를 막론하고 거쳐야 하는 첫 번째 관문입니다. 다리 저림 현상은 사람마다 나타나는 강도가 각각 다릅니다. 어떤 수행자는 큰 고통을 느끼지 않고 지나가는가 하면, 참기 힘들 정도로 고통을 느끼는 수행자도 있습니다. 사람마다 각각 다른 체형을 지니고 있고, 몸이 굳은 정도가 각기 다르기 때문입니다.

　다리 저림 현상은 혈액 순환과 깊은 관계가 있습니다. 하체로 통하는 혈액이 제대로 순환하지 못하는 수행자는 다리 저림이 강하게 나타나고, 순환이 잘되고 있는 수행자는 큰 고통을 느끼지 않고 지나갑니다.

어린아이들에게 좌선을 지도해 보면 결가부좌를 하고 한 시간씩 앉아 있어도 다리가 저리다고 아우성치는 경우가 없습니다. 하지만 대체로 나이가 많을수록, 건강이 안 좋을수록 다리 저림의 강도가 아주 강하게 나타나지요.

수행 초기에는 자신의 몸에 가장 편하다고 느끼는 자세를 취하는 것이 바람직합니다. 처음부터 결가부좌가 가능한 분은 결가부좌를 하고, 반가부좌가 편한 분들은 반가부좌를, 책상다리가 편하면 책상다리를 취하면 됩니다. 어떤 자세를 취하든 시간이 지나 다리 저림이 사라지면 결가부좌를 취하면 됩니다.

몸이 굳어 있는 상태에서 무리하게 결가부좌를 하면 몸이 점점 굳어 가면서 참기가 힘듭니다. 다리가 저려 올 때는 조용히 다리를 바꿔 주면 됩니다. 처음부터 이를 악물고 참아도 되지만, 무리하지 않는 게 좋습니다. 견딜 수 있을 때까지만 참으면서 점점 시간을 늘려 가세요. 굳었던 몸이 이완되면서 평온함을 느끼며 좌선에 자신감이 생길 것입니다. 다리 저림이 느껴지면 흐트러짐 없이 의념을 단전에 강하게 두십시오. '아프다'는 느낌을 의식하는 순간 통증은 점점 더 강하게 느껴지는 법입니다.

다리 저림은 처음 수행을 하는 분들은 누구든 예외 없이 넘어야 할 산입니다. 다리 저림의 고통 때문에 도저히 좌선을 할 수 없는 분들은 무리하지 말고 와선부터 시작해도 좋습니다. 배꼽 뒤에 방석을 말아서 고인 후 누워서 천천히 호흡을 하면 됩니다. 와선으로 몸을 이완시킨 다음 좌선에 도전하십시오.

좌선할 때 손은 어떻게 할까?

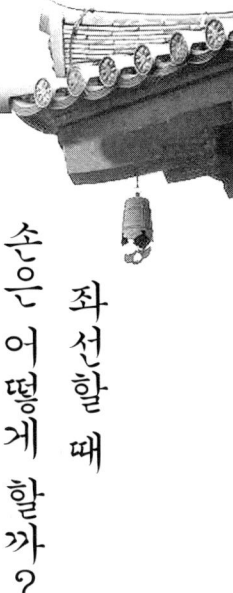

　스님들의 선방이나 일반 재가 불자들의 선방을 다녀 보면 좌선할 때 손을 놓는 위치가 각각 다른 모습을 볼 수 있습니다. 어떤 선방에서는 엄지와 엄지를 맞붙여 하단전 위치에 올려놓고, 어떤 선방에서는 손바닥을 양 무릎 위에 올려놓고 좌선을 합니다.

　어떤 수행처에서는 수행자마다 각각 다른 손의 위치와 모양을 보기도 했습니다. 첫 번째 손가락과 두 번째 손가락으로 동그라미를 만들어 양 무릎에 올려놓기도 하고, 주먹을 쥔 상태로 허벅지에 올려놓기도 하고, 부처님 손 모양을 그대로 따라 하는 이도 있었습니다.

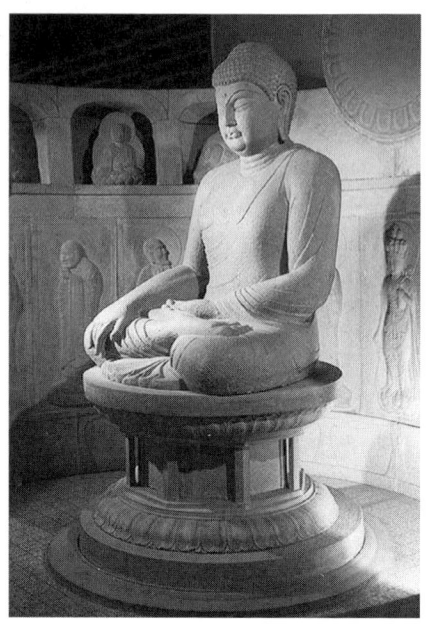
손은 이완이 가장 잘 되는 위치에 놓으면 됩니다.

한마디로 좌선할 때 손의 모양이 수행의 당락을 결정하지 않는다는 의미입니다. 수행에 있어 손 처리는 그다지 큰 비중을 차지하지 않습니다.

수행이 깊어져 몸이 완전히 이완되면 손과 팔을 뒤쪽으로 해야 할 시기가 있습니다. 그때가 되면 수행자가 자연히 알게 되므로 초보자에게는 무리한 손 모양을 강요해선 안 됩니다. 다만 수행자마다 손과 팔의 길이가 다르다는 감안을 하여 처리하면 됩니다.

좌선할 때는 팔의 힘이 가장 잘 빠지는 위치에 놓으면 됩니다. 팔이 짧은 수행자는 허벅지 부분에 손을 놓으면 되고, 팔이 긴 수행자는 무릎 부위에 올려놓으면 되지요.

손바닥을 위로 하든, 아래로 하든 상관없습니다. 손바닥을 위로 했을 때 이완이 잘되는 분은 그렇게 하면 되고, 아래로 했을 때 힘이 잘 빠지면 그렇게 하면 됩니다.

양 손바닥을 단전에다 붙이는 수행자들도 가끔 보았습니다. 이 자세는 다시 한 번 생각해 보아야 합니다. 좌선을 하는 이유가 무엇입니까? 잡스러운 생각을 지우고 몸을 바로 하여 때 묻은 몸과 마음을 깨끗하게 씻기 위해서지요. 때 묻은 몸이란 굳어 있는 육신을 말합니다. 세상 풍파로 굳어 버린 육신을 이완시켜 깨끗하게 하는 것인데, 좌선을 하면서 어느 부분에라도 힘이 들어가면 이완이 되지 않겠지요. 손바닥을 단전에 붙이고 있으려면 손과 팔에 힘이 들어가서 이완이 안 된다는 말입니다.

좌선할 때 손을 처리하는 요령은 아주 간단합니다. 수행자의 체형에 맞게 손을 처리하되 이완이 가장 잘되는 위치에 놓으면 됩니다. 법에는 정해진 법이 없으며 부처는 두말을 하지 않는다고 했습니다. 진리는 아주 쉽고 간결합니다.

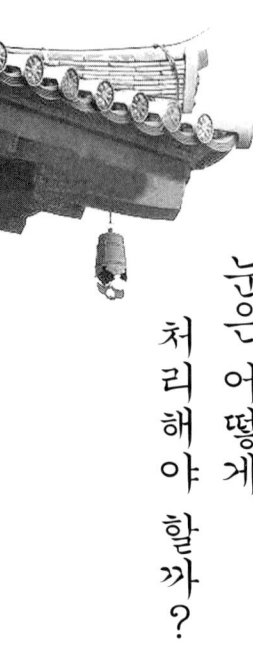

눈은 어떻게 처리해야 할까?

좌선할 때 눈을 감아야 할까요? 아니면 떠야 할까요? 또는 반개하는 것이 좋을까요? 수련 지침서마다 눈을 처리하는 방법이 달라서 초보자는 어떤 것을 따라야 할지 난감하기만 합니다.

좌선을 할 때 잠이 많이 오는 분들은 눈을 뜨고 하기 바랍니다. 기력이 없는 수행자일수록 좌선을 하며 눈만 감으면 곧바로 잠이 쏟아지기 일쑤이지요. 앉기만 하면 혼침(昏沈)에 금방 빠지기도 합니다.

혼침이란 깊은 잠에 빠지는 것도 아니고, 의식이 맑게 깨어 있는 것도 아닌 흐리멍덩한 상태를 말합니다. 이럴 때는 눈을 뜨고 해야 합니다. 눈을 뜬 상태에서도 잠이 오고 혼침에 빠진다면 좌선을 풀고 차라리 행선을 하는 것이 바람직합니다. 좌선하면서 혼침을 하거나 잠을 자는 습관이 들면 수행은 실패로 돌아가기 쉽습니다. 그러면 건강까지 상하게 된다는 점을 명심하기 바랍니다.

좌선을 할 때 잠이나 혼침에 빠지지 않고 집중이 잘되는 분은 눈을 반쯤 뜨고 하는 것이 좋습니다. 사찰에 모셔져 있는 부처님의 눈을 자세히 들여다보면 반쯤 뜨고 있는 눈을 볼 수 있습니다. 불상이 반개를 하고 있으니까 부처가 되려면 눈을 반개해야 한다는 논리는 절대 아닙니다.

집중이 잘 안 되는 분들은 눈을 감고 하세요. 눈을 감고 하든, 뜨고 하든 수행의 당락을 결정하지는 않습니다. 하지만 정신을 집중시키는 데는 무엇보다 중요하므로 처음 수행을 시작하는 분들은 자신의 몸 상태에 맞게 조절하십시오.

다시 말하면, 혼침이 있거나 잠이 오는 분들은 눈을 뜨고, 눈을 감았을 때 집중이 잘되는 분은 눈을 감으세요. 눈을 반쯤 뜨고 좌선을 해도 집중이 잘되는 분은 반개하는 습관을 들이면 좋습니다.

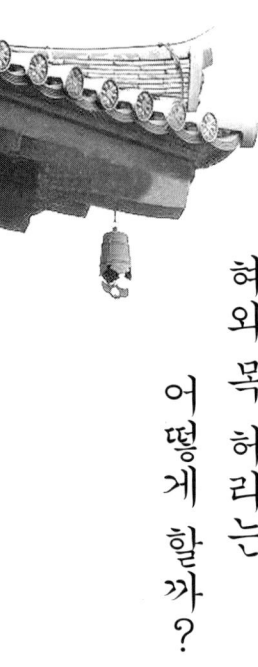

혀와 목, 허리는 어떻게 할까?

수행에 관한 서적들을 두루 살펴보니 도교나 유교, 불교 그리고 많은 수련 단체에서 혀를 처리하는 방법을 모두 동일하게 가르친 사실을 알 수 있었습니다. 모두 혀를 임맥과 독맥이 이어지는 부분인 입천장에 붙이라고 가르치고 있습니다.

독맥은 회음(항문과 성기 중간 부분)에서 출발하여 미려, 즉 척추 꼬리를 지나 허리와 협척(가슴 뒷부분)을 거쳐 옥침(뒷머리 부분)을 따라 머리끝인 백회로 올라가고 다시 인당(눈썹과 눈썹 사이)을 지나 잇몸에 이른다고 설명합니다. 임맥은 회음에서 출발해 대장, 소장, 위장을 차례로 지나 식

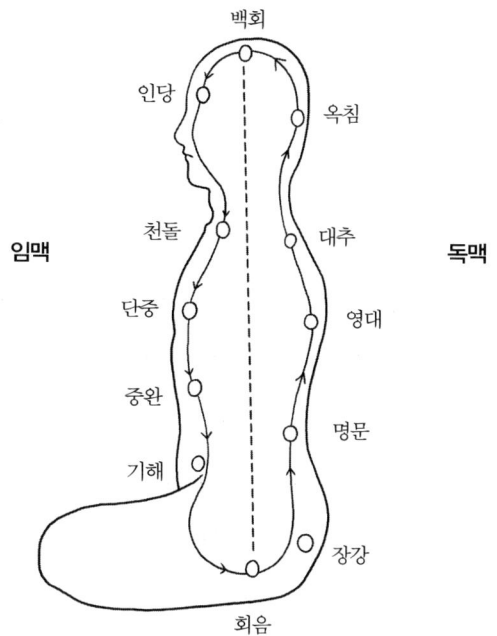

도를 따라 위로 올라가 잇몸과 만난다고 합니다. 그래서 혀를 잇몸에 붙이면 임맥과 독맥을 이어 준다고 설명합니다.

혀를 입천장이나 잇몸에 붙이는 것은 바람직하기에 저도 권합니다만, 과학적 견해는 다르다는 것을 밝혀 둡니다. 여러분들이 오랜 수련을 통해 모든 장기가 아래로 내려가면 혀가 목구멍 쪽으로 말려 들어가는 체험을 하게 됩니다. 이런 체험을 하면 왜 혀를 입천장에 붙여야 하는지 밝게 알게 될 것입니다. 아무튼 혀를 입천장에 붙이고만 있어도 침샘에서 침이 나오는 사람도 있으니 좋은 방법임에는 틀림없습니다.

좌선을 할 때 목을 처리하는 방법도 무척 중요합니다. 목은 항상 똑

바로 하고, 턱은 목 쪽으로 당기세요. 이렇게 하면 콧구멍과 입 사이에 있는 기도가 열리는 것을 도와줍니다. 목 주변이 이완되면서 좁아져 있던 기도가 넓어지게 되지요. 기도가 넓어지면 그동안 경험하지 못했던 많은 양의 산소가 들어오는 것을 느끼게 됩니다.

좌선할 때 허리의 자세도 무척 중요합니다. 허리는 곧바로 세우고, 배는 앞으로 내밀어야 합니다. 오리 엉덩이를 만든다고 생각하면 가장 올바른 자세가 될 것입니다. 자연스럽게 S라인이 만들어집니다.

몸이 이완되면 허리에 힘이 빠지게 됩니다. 이럴 때 허리를 구부린 채로 방치하면 허리는 점점 앞으로 구부러지지요. 절대로 허리를 구부리면 안 됩니다. 몸이 이완될 때 특히 조심해야 한다는 점을 잊지 마십시오. 항상 자세를 곧게 하고 배를 앞으로 내밀고 다니기 바랍니다. 임신을 한 산모는 자동으로 단전이 열린다는 사실을 아십니까? 한번 생각해 보기 바랍니다.

수행 과정에서 중요하지 않는 부분이 어디 있겠습니까? 하나같이 모두 지켜야 하는 것들이니 반드시 따르기 바랍니다.

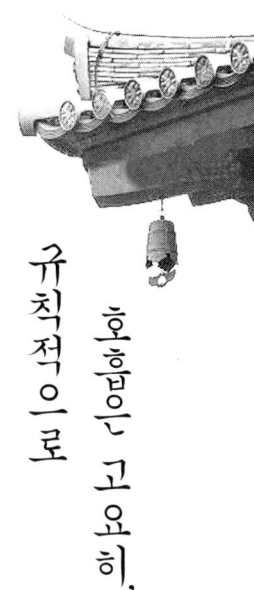

호흡은 고요히, 규칙적으로

　수행에 성공하느냐, 실패하느냐는 호흡에 달려 있습니다. 수련을 처음 시작하는 분들은 우선 호흡을 규칙적으로 하기 바랍니다. 규칙적인 호흡이란 들숨과 날숨을 균형 있게 하는 호흡입니다. 구체적으로 말씀을 드리면, 3초 동안 들숨을 했다면 날숨도 3초 동안 하십시오.

　사람마다 호흡의 길이는 천차만별입니다. 자신의 호흡을 자세히 들여다보십시오. 어떤 사람은 3초, 어떤 사람은 5초, 10초가 되기도 합니다. 자신의 호흡 길이에 맞추어 자연스럽게 숨을 쉬어야 부작용이 없습니다. 자신의 들숨이 3초라면 날숨도 3초로 하고, 들숨이 5초라면 날숨도 5초 동안 내쉽니다. 이렇게 수련을 하다 보면 호흡의 길이가 점차 늘어나게 됩니다.

호흡의 길이는 반드시 여유 있게 해야 합니다. 무리하게 길게 하면 반드시 부작용이 발생합니다. 여유 있게 천천히 늘려 가기 바랍니다.

《대안반수의경(大安般守意經)》이라는 경전에 '장출식(長出息)', '입단식(入短息)'이라는 구절이 있습니다. 날숨을 길게 하고, 들숨을 짧게 하라는 뜻입니다. 저도 경전 가르침을 따라 날숨을 길게, 들숨을 짧게 하면서 3년을 수행했습니다. 결과적으로 응급실에 여섯 번이나 실려 가는 심각한 부작용을 경험했습니다. 이 경험이 저를 일깨워 준 큰 스승이기도 합니다.

날숨을 길게 하면 인체에 어떤 변화가 생길까요? 우리 인간뿐 아니라 지구에 있는 모든 생명체는 산소가 있어야 생명을 유지합니다. 산소는 호흡을 통해 인체에 들어옵니다. 날숨을 길게 하면 이산화탄소는 많이 배출되겠지만, 산소 공급은 어떻게 되겠습니까? 폐 공간이 작은 수행자는 들숨을 더 많이, 더 자주 해야 합니다. 날숨만 길게 하고 들숨을 짧게 하면 당연히 산소가 부족하게 됩니다.

수행 초기에 날숨을 길게 하면 몸과 마음이 이완되면서 몸이 가벼워지고 마음이 평온해지는 감각을 느낍니다. 이런 감각이 지속되니 수행자는 수련이 잘되고 있다고 착각해 계속 날숨을 길게 합니다. 어떤 때는 몸이 이탈되는 느낌을 갖기도 하고, 공중으로 떠오르는 느낌도 갖게 됩니다. 자신의 세포가 하늘로 흩어져 우주와 한 덩어리가 되는 황

홀한 체험을 하기도 하지요.

이런 분들은 본드를 구입해서 흡입해 보고 날숨을 길게 하며 체험한 느낌과 비교해 보기 바랍니다. 다른 설명이 필요하지 않을 것입니다. 여러분의 체험은 산소가 결핍되었을 때 나타나는 증상입니다. 산소 결핍으로 뇌 신경이 손상되었기 때문이지요.

부작용은 여기서 그치지 않습니다. 더욱 큰 부작용은 상상도 못 하는 곳에서 발생합니다. 오랜 세월 동안 날숨을 길게 한 수행자는 폐 공간이 좁아집니다. 또한 위장을 비롯한 모든 장기가 횡격막 바로 밑까지 올라붙게 되지요. 심장을 비롯한 동맥과 정맥들이 압박을 받아 혈액의 순환이 순조롭지 못해집니다. 뿐만 아니라 모든 신경들이 굳어지면서 인체 전반에 질병이 나타나지요.

대부분의 상기병 환자들은 몸이 굳어 있는 상태에서 날숨을 길게 했기 때문입니다. 처음 수행을 시작하는 분들은 들숨과 날숨의 길이를 균등하게 해야 한다는 점을 꼭 새겨 두기 바랍니다.

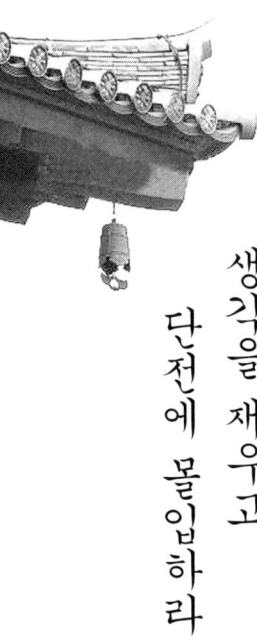

생각을 재우고 단전에 몰입하라

   수행자는 앉아서 좌선을 하든, 누워서 와선을 하든, 걸으면서 행선을 하든 항상 단전에 생각을 두어야 합니다. 일부 단체에서는 상단전에 의념을 두라고 하고, 어떤 지도자는 중단전(가슴 부분)에 의념을 두라고 하고, 명문(단전 뒷부분)에다 의념을 두라고 하기도 합니다.

   처음 수행하고자 하는 사람은 누구의 말을 들어야 할지 혼란스럽습니다. 걱정하지 않아도 됩니다. 한발 뒤로 물러서서 꼼꼼히 생각해 보면 어느 것이 올바른 방법인지 금방 알 수 있습니다.

   정신을 집중시키면서 조심해야 할 것이 있습니다. 바로 호흡입니다.

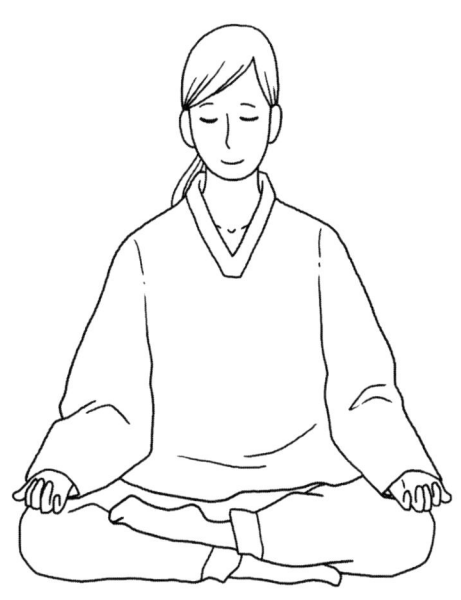

의념을 단전에 두고 숨이 들어가는 곳까지 지켜보면 됩니다.

정신을 한곳으로 너무 집중하다 보면 호흡을 잃어버릴 수 있어 조심해야 합니다. 특히 날숨을 길게 하면서 화두에 정신을 집중하다 보면 산소 결핍이 될 수 있습니다. 당연히 숨을 멈춘 상태에서 정신을 집중해도 산소 결핍이 됩니다.

저를 포함해 많은 수련자들이 겪은 한결같은 경험이 있습니다. 배꼽 아래 단전에다 의념을 두어야 가장 정신이 잘 집중된다는 것입니다. 수련 초기에는 다소 집중하기 어려우나, 호흡이 깊어져 배꼽 아래에서 꿈틀거리는 현상이 나타나기 시작하면, 그곳으로 모든 정신이 집중되어 어떤 생각도 끼어들지 못합니다. 이때부터는 수행의 의미를 스스로 깨닫고 몸과 마음이 좋아지는 것을 느낄 수 있습니다.

단전에다 의념을 두고 호흡을 천천히 배꼽 아래로 내린다는 생각을 하십시오. 들숨을 할 때마다 한 호흡 한 호흡 정성을 쏟아 배꼽까지 내려보내야 합니다.

처음 수행하는 분들은 배꼽까지 호흡이 내려가지 않고 가슴에서 멈춥니다. 이때 무리하게 힘을 주면서 아래로 밀어붙이면 반드시 부작용이 생깁니다. 의념은 단전에다 두면서 숨이 들어가는 곳까지만 지켜보면 됩니다. 힘을 준다고 호흡이 내려가는 것이 아닙니다. 몸이 이완되고 마음이 평온해지면 호흡은 저절로 깊어집니다.

호흡이 깊은 사람은 반드시 마음이 평온합니다. 스트레스를 받은 사람은 숨이 거칠어지지만, 마음이 평온한 사람은 숨소리도 들리지 않을 만큼 잔잔한 호흡을 합니다. 그래서 처음 수행을 시작하는 분들은 누워서 이완부터 해야 합니다. 몸과 마음을 충분히 이완하면 호흡은 깊어집니다. 절대 무리하면 안 됩니다.

좌선을 할 때도 몸이 굳어 있는 상태에서 호흡을 하면 숨은 거칠어지고 몸은 점점 더 굳어 갑니다. 좌선을 풀고 베개를 배꼽 뒷부분에 고이고 누워서 이완하는 것이 효과적입니다. 몸이 굳어 가는데 무리하게 좌선을 고집하면 몸은 점점 더 굳어 간다는 점을 명심하기 바랍니다.

언제까지 의념을 단전에다 두어야 하는지 물음을 던지는 수행자가 많습니다. 처음부터 끝까지 단전을 의수하기 바랍니다. 단 호흡을 멈추거나 날숨을 길게 하면서 몰입하면 안 됩니다.

물이 깊어야 배를 띄울 수 있고, 물이 가득 차면 물레방아는 저절로 돌아가는 것이 자연의 이치입니다. 여러분의 수행 깊이에 따라 몸이 움직일 테니 서두르지 말고 매진하십시오.

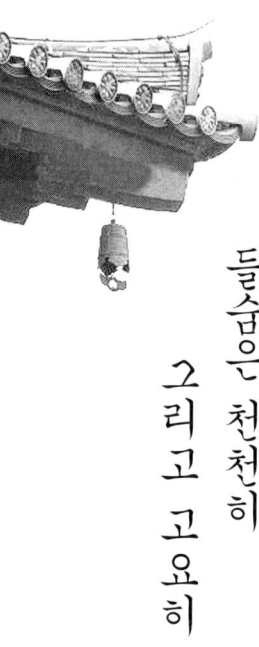

들숨은 천천히, 그리고 고요히

처음 수련을 하는 수련자는 단전에다 의념을 두고 호흡을 천천히 단전까지 내려보낸다는 생각으로 시작합니다. 더욱 집중을 하려면 수를 헤아리면서 호흡을 해도 크게 도움이 됩니다.

호흡을 하면서 수를 헤아리는 방법을 '수식(數息)'이라고 합니다. 수를 헤아릴 때 날숨을 세기보다 들숨을 세는 것이 중요합니다. 의식을 날숨에다 두고 날숨을 세면 날숨이 길어지고, 들숨에다 의식을 두고 수를 세면 들숨이 길어집니다.

숨을 들이킬 때 천천히 수를 세면서 단전까지 내려보낸다는 의념을 둡니다. 날숨은 수를 세지 말고 그냥 천천히 뱉는다고 생각하면 됩니다. 이렇게 수행을 하다 보면 자신도 모르는 사이 들숨이 길어지는 느낌을 받게 됩니다.

절대 무리하게 수를 늘리면 안 됩니다. 호흡을 억지로 길게 하면 온몸에 힘이 들어가서 오히려 호흡이 짧아지고, 호흡과 관련된 근육과 신경이 점점 굳어 갑니다.

아기의 호흡을 보면 첫 호흡을 시작한 이후 들숨이 점점 길어집니다. 성장기인 18세까지 들숨이 길어지지요. 그러다 성장기가 끝나는 19세부터는 날숨이 길어집니다. 지금은 문화와 문명이 발전하면서 호흡도 바뀌고 있습니다. 성장기와는 관계없이 아주 일찍부터 날숨이 길어지는 사람이 대부분입니다. 그 원인은 구부러진 자세에 있습니다.

많은 아이들이 세 살만 되면 컴퓨터를 잡고 노는데, 이때부터 자세가 앞으로 구부러지기 시작합니다. 허리가 앞으로 구부러지면 횡격막이 아래쪽으로 깊게 내려가지 못합니다. 횡격막이 아래쪽으로 내려가지 못하면 당연히 들숨이 짧아지지요.

컴퓨터를 하지 못하게 할 수는 없으니, 부모님들은 아이들의 자세가 앞으로 구부러지지 않도록 지도하는 것이 최선의 방법입니다. 아이들이 잘못된 자세로 컴퓨터를 하지 못하게 특별히 지도하기 바랍니다.

아이들이 컴퓨터 게임을 하면서 숨을 멈추는 것도 들숨을 짧게 만드는 원인입니다. 게임에 푹 빠져 몰입하다 보면 숨을 멈추게 됩니다. 자주 숨을 멈추면 호흡과 관련된 신경과 근육들이 굳게 되지요. 이 상태가 지속될 경우 틱(tic) 장애를 비롯해서 많은 질환이 일어납니다.

현재를 보면 미래를 알 수 있습니다. 아이들을 이대로 방치하면 당연히 성인이 되어서 큰 질병에 시달리게 됩니다. 성인병만이 아니라 원인을 알지 못하는 희귀병, 정신 질환은 모두 어릴 때부터 이미 시작되었다는 점을 명심하기 바랍니다.

잘못된 자세와 호흡이 인간의 정신과 육체를 병들게 하지만, 과학과 의학은 아직도 완전히 밝혀내지 못하고 있습니다. 인간의 신체를 연구하려면 죽은 사체를 해부할 것이 아니라, 살아 있는 사람을 연구해야 합니다.

이를 알고 있는 사람은 수행자뿐입니다. 물론 의학과 과학을 무시하지 않으면서 인체를 연구한 수행자를 두고 하는 말입니다. 가장 좋은 방법은 의학자나 과학자들이 직접 수행을 통해 인체의 비밀을 밝혀내는 것이겠지요.

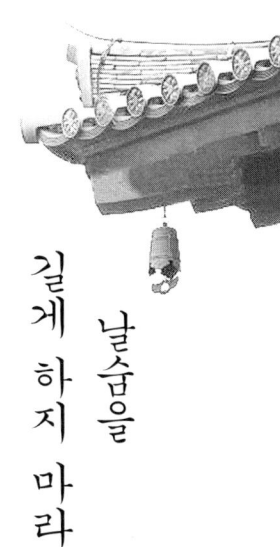

날숨을 길게 하지 마라

    수행 초기에 날숨을 길게 하면 굳어 있던 몸이 이완되면서 좋은 기분을 느끼게 됩니다. 하지만 날숨을 길게 하면 호흡과 관련된 모든 근육과 신경들이 날숨 위주로 점점 굳어 갑니다. 횡격막은 심장 쪽으로 올라붙고, 위장과 대장은 횡격막 바로 밑까지 올라붙습니다. 갈비뼈는 안쪽으로 오그라든 채 굳어 가겠지요.

    오랜 세월 동안 날숨을 길게 하면 들숨을 하고 싶어도 되지 않습니다. 그럼 폐는 어떻게 될까요? 횡격막이 위쪽으로 올라붙은 채 굳고 갈비뼈가 오그라들었으니, 폐는 더 이상 클 수 없겠지요.

일반 사람들의 폐포를 넓게 펼쳐 놓으면 70평방미터나 된다고 합니다. 대부분은 모두 사용하지 못하고 있지요. 날숨으로 굳어 버리면 면적은 점점 더 줄어듭니다. 폐포 면적이 줄어들면 들숨을 할 수 없게 되지요. 이 상태에서는 인체에 필요한 산소가 충분히 들어오지 못합니다. 깊은 호흡을 하려고 해도 들이킬 수도 없게 되지요. 그러다 보니 가슴이 여간 답답한 것이 아닙니다.

가슴이 답답하다는 것은 폐가 심장을 압박하고 있다는 의미입니다. 폐가 심장만 압박할까요? 등에는 미주 신경이라고 하는 아주 미세한 신경들이 모여 있습니다. 폐가 팽창하면서 미주 신경을 압박하게 됩니다. 뿐만 아니라 혈관까지 압박하면서 혈액 순환 장애를 일으켜 인체 전반에 심각한 질병을 만드는 것입니다.

들숨을 크게 들이키려 해도 가슴만 답답하고 숨이 들어오지 않는다면, 오랜 세월 동안 날숨을 길게 하여 갈비뼈와 횡격막이 굳어진 것입니다. 이런 수행자들은 하루빨리 갈비뼈와 횡격막을 이완시키고 들숨을 길게 하는 습관을 들여야 합니다.

긴 날숨의 폐해는 모두 열거할 수 없을 만큼 방대합니다. 날숨이 길어지지 않도록 호흡 습관을 잘 살피기 바랍니다. 죽어 가는 사람의 숨을 자세히 관찰해 보십시오. 마지막까지 한 번의 숨이라도 더 들이키려고 안간힘을 쓰지만 뜻대로 되지 않습니다.

폐가 충분히 커지려면 어떻게 해야 할까요? 횡격막이 아래쪽으로 부드럽게 내려갔다 올라갔다 할 수 있도록 훈련해야 합니다. 갈비뼈가 오그라들지 않도록 이완시키고, 들숨을 깊고 길게 하여 폐가 충분히 클 수 있도록 해야 합니다.

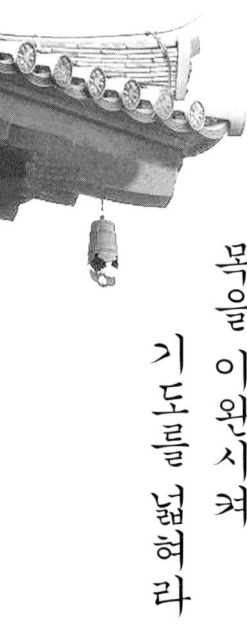

목을 이완시켜 기도를 넓혀라

숨을 들이킬 때 숨소리가 나는 수행자는 도를 이룰 수 없습니다. 기도가 막혀 있기 때문입니다. 자신의 숨구멍이 막혀 있는지조차 모르는 것이 더 큰 문제입니다. 기도가 막힌 상태에서 수행하면 모래로 탑을 쌓는 것과 같습니다.

어느 부위를 기도라고 할까요? 코와 입을 지나 세말기관지까지를 기도라고 합니다. 기도가 좁아지면 숨이 제대로 들어가지 않습니다. 수박만 한 풍선을 불면서 바늘구멍만 한 틈으로 바람을 불어 넣는다면 얼마나 힘이 들까요? 기도가 막힌다는 것도 이와 다르지 않습니다.

기도가 좁아지는 원인은 여러 가지가 있습니다. 위장 기능이 떨어져 위산이 역류하면서 기도에 염증이 생겨 좁아질 수도 있고, 비염이나 축농증이 생겨 기도가 좁아지기도 합니다. 비염이나 축농증이 없는 사람이라도 기도가 심하게 좁아져 있는 경우가 있습니다. 심한 스트레스로 목 부위를 비롯해서 옥침이 경직돼 있는 사람들입니다.

기도가 좁아져 있는 사람들은 먼저 기도 확보에 주력해야 합니다. 비염이나 축농증으로 기도가 좁아져 있는 사람은 우선 MMS-1 15방울을 희석하여 콧속으로 넣어 입으로 삼킵니다. 콧구멍으로 약물을 넣을 때는 오른쪽으로 누워서 왼쪽 코에다 넣고, 왼쪽으로 누워서는 오른쪽 코에 넣으면 됩니다. 코에다 MMS를 넣을 때는 한 번에 많은 양을 넣기보다 하루에 여러 번 자주 넣는 것이 좋습니다.

처음 하는 분들은 무척 고통스러울 수 있습니다. 코와 기도에 염증이 많은 사람일수록 반응은 강하게 나타납니다. MMS를 주입하면 한동안은 코가 막히는 듯합니다. 곧 시간이 지나면서 점점 코가 뚫릴 것입니다.

기도가 막힌 원인이 염증 때문이 아니라면 MMS만으로 해결되지 않습니다. 목 부위에서 옥침까지 경직되면 기도가 막힙니다. 이런 분들은 이완 요법으로 기도를 열어야 합니다. 직경 20센티 정도의 크기로 방석을 말아서 겨드랑이 뒤에다 고이면 목이 뒤로 젖혀집니다. 방석을 고이고 마음을 편하게 내려놓고 몸을 이완시키세요. 이때 호흡은 천천히 단전 쪽으로 내린다는 생각으로 몰입해야 합니다.

기도가 막혀 있는 상태에서는 그 누구도 도를 이룰 수 없다고 했습니다. 도교에서는 도를 완성하려면 '3관 9규를 뚫어라'고 했습니다. 옥침은 3관 9규 중 하나입니다. 그곳이 바로 기도입니다. 목 부위를 항상 부드럽게 이완하고, 콧구멍에 염증이나 축농증이 없도록 코 관리를 철저히 하기 바랍니다.

기도 넓히기는 하루아침에 되지 않는다는 점을 명심해야 합니다. 인내를 갖고 꾸준히 하십시오.

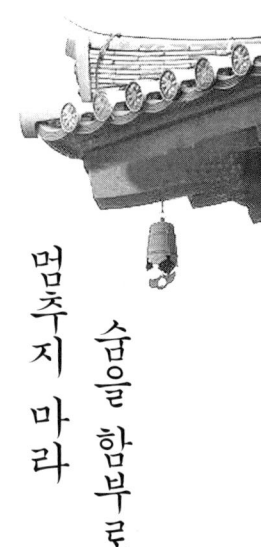

숨을 함부로 멈추지 마라

수행자 중에는 들숨을 한 후 숨을 멈춘 상태에서 단전까지 내려보내는 수련을 하는 사람이 있습니다. 숨을 단전으로 내려보내면 아랫배가 불룩해지는 것을 느낀다고 합니다. 이것을 '지식(止息) 수련'이라고 합니다.

여러분도 들숨을 양껏 들이쉰 다음 내쉬지 않고 단전 쪽으로 내리며 숨이 내려가는지, 장기가 내려가는지 관찰해 보기 바랍니다. 숨이 내려가는 것이 아니라, 폐가 확장되어 횡격막이 밀리면서 횡격막 아래에 있는 위장과 대장이 아래로 조금 내려가는 느낌을 받을 것입니다. 횡격막은 밀폐되어 있어서 미세한 공기조차 통과할 수 없습니다. 어떻게 호흡이 단전까지 내려갈 수 있겠습니까?

단전까지 내려보낸다고 의념을 두면서 천천히 들숨을 하면, 폐 아래쪽 부분부터 부풀어 올라서 자연히 횡격막이 아래로 처지게 되겠지요. 횡격막이 아래로 내려가면 당연히 위장도 밀려 내려갈 것이고, 위장이 내려가면 소장과 대장도 하복부 쪽으로 내려갈 것입니다.

들숨을 하면 복부가 불룩하게 나오고, 날숨을 하면 복부가 들어가도록 하는 것이 복식호흡입니다. 복식호흡을 하려고 들숨을 한 후 숨을 멈춘 상태에서 힘을 준다고 과연 횡격막이 아래쪽으로 내려가겠습니까?

숨을 멈춘 상태에서 무리하게 힘을 주면 제일 먼저 기관지에 병이 생길 가능성이 높습니다. 기도는 물론이고 콧구멍과 부비동, 귀와 눈을 비롯해서 뇌까지 압력을 받습니다.

또한 의식적 지식을 하기 때문에 호흡 메커니즘에 이상이 생겨 모든 신경과 근육들이 경직됩니다. 이로 인하여 인체가 점점 굳어 가고 있는데도 숨을 참으면서 힘을 주는 행위를 반복한다면 결국 돌이킬 수 없는 화를 부르게 됩니다. 만병을 부르고 상기병을 만드는 지식호흡은 당장 중단하기 바랍니다.

그렇다면 옛 수련서에 나와 있는 지식 수련은 무엇을 말할까요? 우리 선지식인들은 정확하게 말했습니다. 다만 일부 후학들이 제대로 이해하지 못했습니다. 밝은 지도자를 만나 오랜 세월 수행을 하다 보면 몸과 마음이 이완되는 시기가 올 것입니다. 모든 장기들이 부드럽게 이완되면서 마음도 평화로워집니다.

　호흡 통로가 넓어지고 1차, 2차, 3차 기도와 세말기관지, 신경까지 이완되는 시기가 올 것입니다. 전신이 이완되면 호흡은 자연히 깊어집니다. 호흡이 깊어질수록 횡격막은 아래로 내려갑니다. 횡격막이 내려가면 당연히 위장과 대장도 아래로 밀리게 되고요. 이때 자신도 모르는 사이 호흡이 정지됩니다. 조상들이 말씀하신 지식은 바로 이를 두고 한 말입니다.

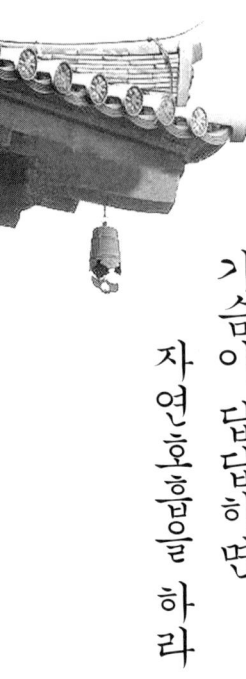

가슴이 답답하면 자연호흡을 하라

　식도에 염증이 있거나, 위장병을 앓거나, 대장이 좋지 않은 사람들이 수행을 시작하면 트림을 많이 합니다. 트림이란 식도에 있는 가스가 입으로 배출되는 현상입니다.

　위장 바로 위쪽에 붙어 있는 식도 괄약근은 음식이 들어오면 벌어졌다가 음식이 위장으로 내려가면 오므라듭니다. 식도에 염증이 있으면 괄약근이 느슨해져 위장에 있는 가스가 식도를 통해 역류합니다.

　처음 수행을 하는 분들은 몸이 이완되지 않은 상태에서 들숨을 깊고 길게 하려고 합니다. 몸이 굳은 상태에서 들숨을 길게 하면 갈비뼈는 물론이고 횡격막이 내려가지 않아 호흡 신경에 스트레스가 높아집니다. 흉부에 스트레스를 받으면 전신에 힘이 들어가고, 자신도 모르게 몸이 굳어 가지요.

몸이 굳으면 스트레스 호르몬이 분비되어 모든 기능이 떨어집니다. 대장과 위장의 기능도 떨어져 위와 장에 많은 가스가 발생하고요. 이 가스가 항문으로 배출되지 못하고 식도 쪽으로 역류하는 것이 트림입니다.

걱정하지 마세요. 트림이 나는 시기에는 폐도 함께 확장됩니다. 횡격막과 갈비뼈가 아직 굳어 있는 상태에서 폐가 확장되다 보니 가슴이 압력을 받는 것입니다. 수행자라면 누구든지 겪어야 하는 자연스러운 현상입니다.

사람에 따라 강약의 차이는 있습니다. 평소 위와 장의 기능이 좋은 분들은 심하게 트림을 하지 않지만, 위장병이 있는 사람은 민망스러울 정도로 트림을 합니다.

트림과 함께 나타나는 고통스러운 현상이 가슴 답답증입니다. 가슴을 답답하게 하는 원인은 폐포가 살아나면서 폐가 커지고 있기 때문입니다. 폐가 크고 있으나 횡격막이 굳어서 아래쪽으로 내려가지 못하고, 갈비뼈가 굳어 있어 흉부가 스트레스를 받고 있는 것이지요. 폐가 확장되면서 심장과 함께 식도까지 압력을 받습니다. 그 영향은 동맥과 정맥에까지 미칩니다.

폐가 커지면서 받는 압력은 상상을 초월합니다. 가슴이 답답하고,

구토와 어지러운 증세까지 나타납니다. 이런 고통이 오면 마음을 안정시키고 몸을 더욱 이완시켜 폐가 압력을 받지 않도록 해야 합니다.

이 시기에는 의식을 넣어 호흡하지 말고 자연호흡을 하기 바랍니다. 가장 좋은 방법은 등산을 하는 것입니다. 등산을 할 때는 높은 산을 택하지 말고 약간 숨이 가쁠 정도의 경사가 있는 산을 택해야 합니다. 등산을 다녀와서는 방석을 말아서 배꼽 뒤에 고이고 마음을 편하게 한 후 몸을 이완시키기 바랍니다.

자연호흡으로 돌려놓고 몸을 이완시키면 굳었던 횡격막이 풀려 아래로 내려오면서 위장을 누르게 됩니다. 횡격막이 위장을 누르면 위장에 가득 차 있던 가스가 식도 쪽으로 역류하면서 심하게 트림을 합니다.

가슴이 답답할 때는 손바닥을 오목하게 만들어 젖꼭지 부위를 강하게 두들겨 주십시오. 오른손은 왼쪽 가슴을, 왼손은 오른쪽 가슴을 두들기면 됩니다.

트림과 가슴 답답증은 사람에 따라 정도가 각기 다르기 때문에 회복되는 시간도 다릅니다. 너무 심한 트림을 하거나 가슴이 많이 답답한 분은 정밀 검사를 받아 보는 것도 바람직한 방법입니다. 모든 증세를 수행으로 고치겠다는 고정 관념을 버리고, 증세가 심할 때는 전문의를 찾아가 합리적인 치료를 받는 것이 지혜입니다.

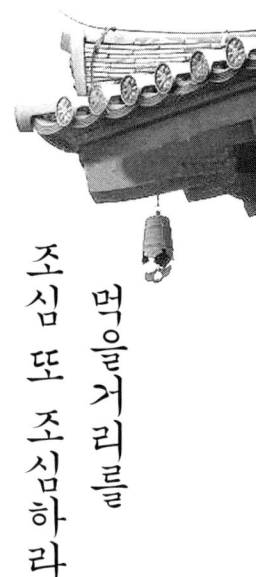

먹을거리를 조심 또 조심하라

    수행하는 분들은 음식도 아무것이나 먹어서는 안 됩니다. 육류를 비롯해 가스가 많이 발생하는 음식을 먹으면 수행은 퇴보합니다. 절식이나 단식을 하고자 하는 분들은 꼭 전문가의 도움을 받거나 지도자와 의논해야 합니다. 몸에서 나타나는 변화에 따라 음식을 조절해야지, 섣불리 단식이나 절식을 하면 건강을 해치게 됩니다.

    도교에서는 '기만불사식(氣滿不思食)'이라 했습니다. 몸에 기운이 가득 차면 음식 생각이 나지 않는다는 말입니다. 수행을 하다 보면 몸에서 기운이 도는 느낌을 받을 때가 있습니다. 힘이 나면서 음식 생각이

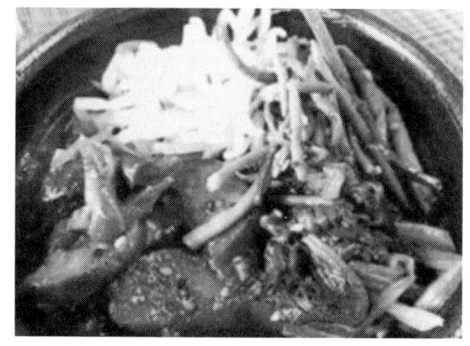
채소는 생것으로 먹기보다 데쳐서 먹어야 합니다.

나지 않고, 소식을 해도 배가 고프지 않습니다.

몸에서 기운이 살아나고 음식 생각이 나지 않을 때에는 양질의 음식으로 적게 먹어야 합니다. 음식 생각이 없다고 며칠씩 음식을 끊으며 몸을 힘들게 하는 수련은 삼가야 합니다. 무엇이든 자연적인 상태가 좋습니다.

음식은 안 죽을 만큼만 먹어서 불룩 솟거나 단단히 굳은 복부의 지방을 정리해야 하지요. 꼬르륵거리며 위와 장이 풀리기 시작하면 부지런히 복식호흡을 해서 장기를 배꼽 밑으로 최대한 밀어야 합니다. 횡격막은 최대 5센티미터까지 내려갈 수 있고, 1센티미터 내려갈 때마다 $300cc$의 폐활량이 늘어납니다.

인류의 식생활 문화는 수명과 밀접한 관계가 있습니다. 어떤 음식을 먹느냐에 따라 수명이 달라진다는 말입니다. 인간뿐 아니라 동물도 마찬가지입니다. 육식을 하느냐, 초식을 하느냐에 따라 수명이 달라지고, 성격도 완연히 다릅니다. 육식을 하는 동물은 사납고 수명이 짧습니다. 반면 초식을 하는 동물은 온화하고 수명이 깁니다.

우리 인간도 육식을 하던 시기에는 수명이 짧았습니다. 주식이 곡물로 바뀌면서 수명이 점차적으로 늘어났습니다. 인간이 먹는 음식의 변천 과정을 보면 육류에서 곡물로, 곡물에서 채식으로, 채식에서 과일로 바뀌었습니다. 항산화 효소가 많이 함유된 음식으로 바뀌면서 인류의 수명이 늘어난 것을 알 수 있습니다.

수행자는 반드시 항산화 효소가 많이 함유된 음식을 먹어야 합니다. 항산화 성분은 육류보다는 곡물에, 곡물보다는 채소에, 채소보다는 과일에 많이 들어 있습니다. 채소를 먹을 때에는 반드시 데쳐서 먹기 바랍니다. 생채소는 장에서 소화될 때 많은 가스를 발생시킵니다.

마지막으로 수행자들에게 꼭 권하고 싶은 음식이 있다면 질이 좋은 차(茶)입니다. 발효되지 않은 녹차는 위장을 경직시킬 수 있으니 반드시 발효된 차를 먹기 바랍니다.

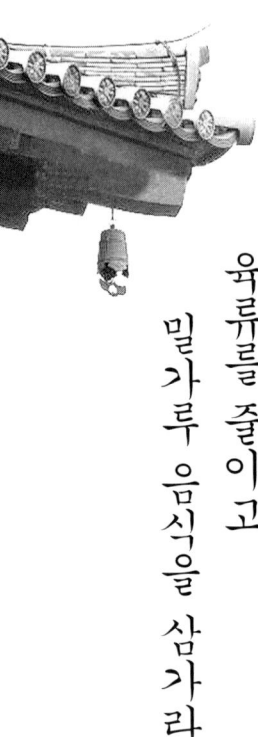

육류를 줄이고 밀가루 음식을 삼가라

음식을 가려 먹는 것도 수행의 일부분입니다. 옛 조상들은 왜 오신채를 먹지 말라고 했을까요?

수행자들은 일반인들보다 활성산소가 더 많이 생성됩니다. 당연히 세포에 염증이 많이 발생하겠지요. 그중에서 위장과 식도의 염증은 호흡에 큰 장애가 됩니다.

염증에 노출돼 있는 상태에서 오신채를 먹는다면 위장과 식도에 큰 자극을 받게 됩니다. 위장과 식도가 자극을 받으면 식도의 괄약근과 위장이 경직되고, 횡격막은 아래로 내려가지 못하겠지요. 많은 가스가

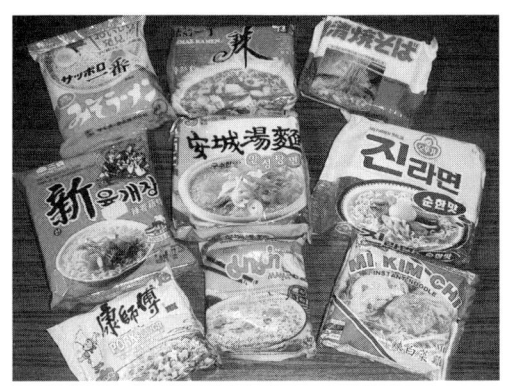

밀가루 음식은 장에서 가스를 발생시키는 대표적인 음식입니다.

발생해 복부의 부피도 커집니다.

오신채의 성분이 인체를 나쁘게 하는 것이 아니라, 오신채의 자극적인 성분이 문제입니다. 호흡 장애를 일으키고, 혈액 순환 장애를 가져와 세포에 염증을 유발하는 악순환이 거듭됩니다.

육류도 가급적 피하는 게 좋습니다. 수행이 어느 단계에 이르면 고기를 먹는 즉시 설사를 합니다. 설사 자체는 나쁜 현상이 아닙니다. 대장에는 일종의 센서가 있습니다. 수련을 통해 센서의 기능이 향상되면 유해한 물질이 들어오는 대로 분비물을 배출합니다. 이것이 설사입니다. 설사를 일으키는 원인을 찾아 다시는 그 음식을 섭취하지 말아야 합니다.

장에서 가스가 발생하는 대표적인 음식은 밀가루 음식입니다. 탄산음료는 말할 것도 없지요. 기름에 튀긴 음식도 먹지 말아야 합니다.

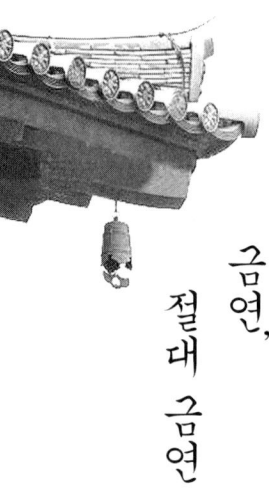

금연, 절대 금연

안경 낀 신선 없고, 담배 피는 부처 없다고 했습니다. 신선이라면 임맥과 독맥을 비롯해서 모든 혈과 맥이 막힘없이 열려 있고 혈액의 순환에 걸림이 없기 때문에 시력이 나쁠 이유가 없습니다. 부처의 몸에서는 해로운 담배를 탐하는 마음이 일어나지도 않습니다.

저도 수행자가 되기 전에는 하루 두 갑씩 담배를 피웠는데, 흡연으로 인한 후유증으로 6년 동안 고생했습니다. 흡연을 하면 우선 폐와 기관지가 병들고, 위장에서 식도까지 염증이 번집니다.

공기가 들어가는 코에서 폐까지가 호흡 통로입니다. 이곳에 병이 생

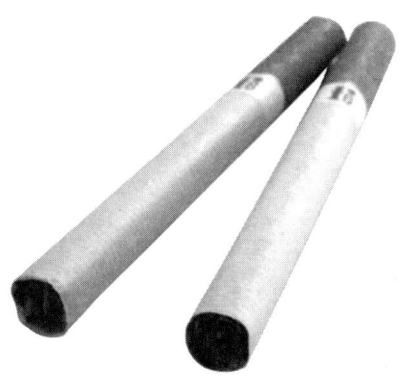
담배는 수련을 방해하고 만병을 일으킵니다.

기면 콧구멍과 기관지가 좁아집니다. 기관지가 좁아지면 유입되는 공기량이 충분하지 못하겠지요. 공기가 부족하면 폐를 충분히 부풀리지 못하고, 폐가 크지 못하면 횡격막을 아래쪽으로 내려보내지 못합니다. 횡격막이 못 내려가면 위장과 대장처럼 복부에 있는 모든 장기들이 가슴으로 올라붙게 되고요.

앞에서도 수없이 말씀드렸지만, 아주 중요하기 때문에 아무리 강조해도 지나치지 않으리라 생각합니다. 혈액이 순환하지 못하면 인체의 모든 기능이 떨어지고, 특히 활성산소가 기승을 부리게 됩니다. 활성산소에 의해 세포에 염증이 생기고, 세포가 병들면 조직이 병들고, 조직이 병들면 장기가 병들게 되지요.

담배를 피우면 위장에서 위산이 과다 분비됩니다. 위산이 과다 분비되면 대장에 가스가 차고, 위산이 역류하여 식도에 염증이 생기지요. 식도의 염증은 식도를 타고 부비동과 코, 잇몸까지 퍼져 갑니다. 부비동과 콧구멍에 염증이 생기면 호흡 통로가 좁아지고요. 이 또한 만병의 근원이 되지요.

문제는 여기서 그치는 게 아닙니다. 식도와 위장에 생긴 염증은 곧바로 횡격막으로 옮겨 갑니다. 횡격막에 염증이 생기면 어떻게 될까요? 더 이상 설명하지 않아도 잘 아시겠죠?

  담배를 피우며 수행하는 분들은 지금 당장 면봉을 콧속에 넣어 보기 바랍니다. 면봉이 모두 들어가야 하는데, 아마 1/2 정도밖에 들어가지 않을 것입니다. 그만큼 호흡 통로가 막혀 있다는 의미입니다. 담배를 피우는 수행자는 당장 끊기 바랍니다. 지금 끊는다고 해도 호흡 통로를 확보하는 데 많은 시간이 걸립니다.

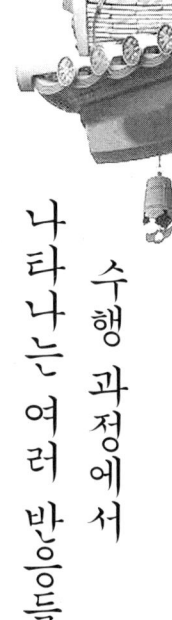

수행 과정에서 나타나는 여러 반응들

    수행하는 과정에서 누구를 막론하고 반드시 나타나는 반응이 있습니다. 물론 사람에 따라 강약은 다를 수 있습니다. 몸이 얼마나 경직되었는가에 따라 나타나는 반응이 다를 뿐 아니라, 고통의 시간도 달라집니다. 이런 반응은 몸이 이완되고 호흡이 조금씩 깊어지는 시기에 나타납니다.

    호흡이 깊어지면 그동안 사용하지 않았던 폐가 살아나면서 커지기 시작합니다. 폐가 충분히 크기 위해서는 굳었던 갈비뼈와 횡격막이 풀려야 합니다. 그렇지 못하면 심한 압력을 받게 됩니다. 흉부와 횡격막이 이완되지 못한 상태에서 호흡이 깊어지면 폐가 확장되면서 어깨와 등줄기를 비롯해 모든 신경에 압박을 줍니다. 몸이 많이 경직된 수행자일수록 심한 고통을 느끼지요.

고통이 심하다 보니 자신이 하고 있는 수행이 잘못되었나 하고 의구심을 갖습니다. 폐가 압력을 받으면 콧구멍과 함께 부비동의 신경도 예민해집니다. 평소 비염이 있는 수행자는 수련을 중단하기도 합니다. 수행에 들어가기 전에 반드시 비염을 치료해야 하는 이유입니다.

또 다른 반응은 장에 가스가 차는 것입니다. 몸이 이완되고 호흡이 깊어지면 횡격막이 위장과 대장을 밑으로 밀어냅니다. 이때 필연적으로 복식호흡에 어려움이 생기게 됩니다. 또다시 호흡 메커니즘에 자극을 받으면 인체는 스트레스를 받아 노르아드레날린이라는 스트레스 호르몬을 분비합니다.

인체가 스트레스를 받으면 위장과 대장은 기능이 저하되어 가스를 배출시키지 못합니다. 위와 장에 가스가 가득 차면 더욱 복식호흡에 어려움이 생기겠지만, 수행은 상당히 진전된 상태임을 잊지 마십시오. 그렇다고 무리하게 힘을 가하면 큰 부작용이 나타날 수 있으니 조심해야 합니다.

장에 가스가 가득 찬 상태를 오래 두면 다른 합병증이 발생할 수 있습니다. 가급적 빨리 가스를 제거하세요. 일단 가스가 차면 호흡을 강하게 밀지 말고 자연호흡으로 돌려야 합니다. 등산을 하거나 와선을 하여 몸을 이완시키기 바랍니다.

많은 수행자들이 수행에 실패하는 가장 큰 이유가 가스입니다. 장에 가스가 가득 찬 상태에서도 계속 수행하면 인체는 강한 스트레스를 받아 모든 민무늬 근육이 경직됩니다.

민무늬 근육 가운데 세말기관지 근육이 굳어 버리면 치명적입니다. 폐가 축소되어 산소가 부족하지만, 아무리 숨을 크게 들이켜도 숨이 들어오지 않습니다. 가슴이 터질 듯한 답답함을 느끼게 되지요.

이런 현상들이 나타나면 너무 민감하게 반응하지 말고 의연하게 대처하기 바랍니다. 이완만이 해결책이라는 점을 기억하고 모든 방법을 동원하여 몸과 마음을 편안하게 하기 바랍니다.

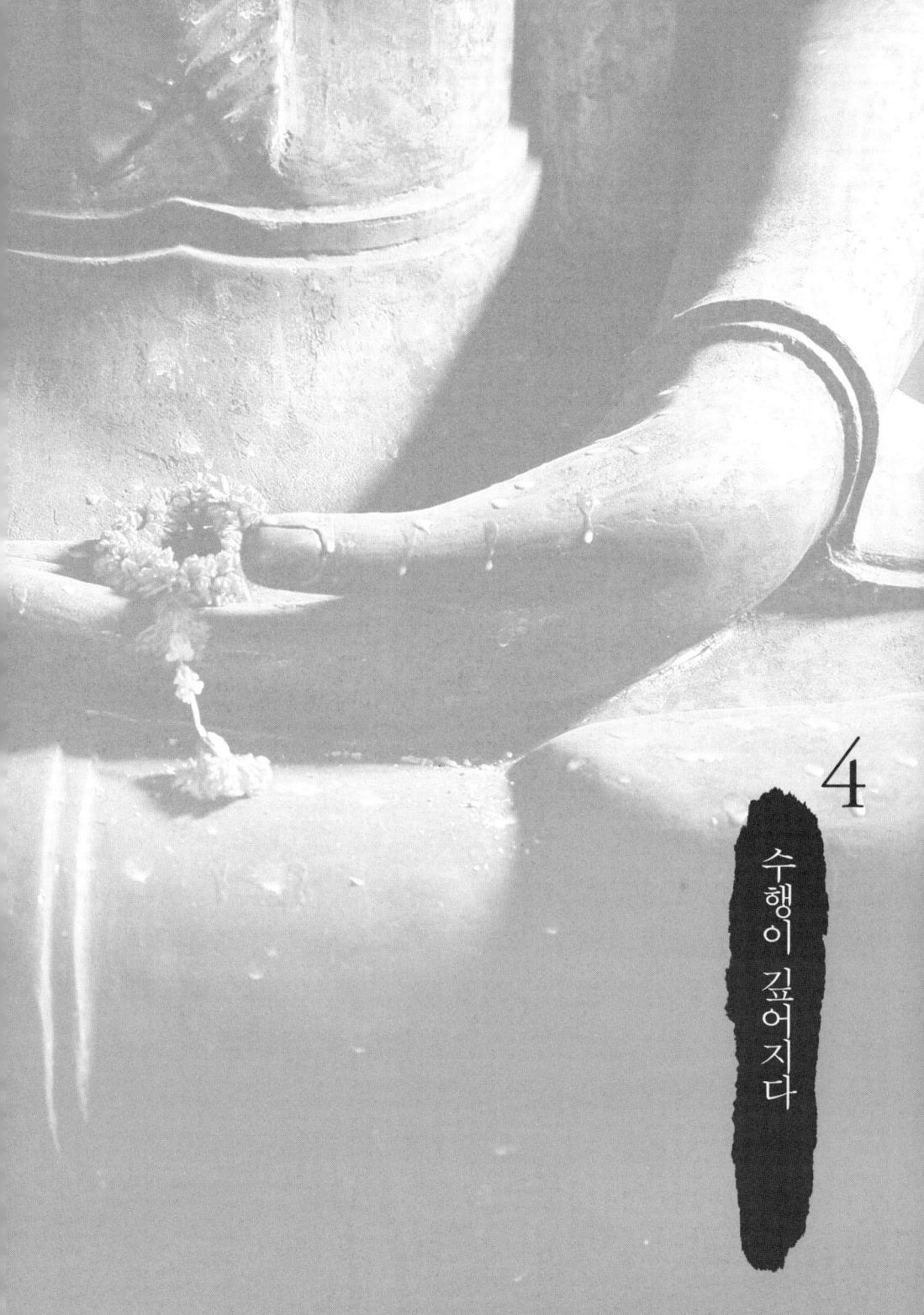

4 수행이 깊어지다

부처가 되지 못할 이유가 어디에도 없나니

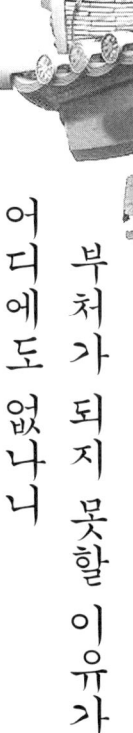

　부처님은 별나라에서 온 분일까요? 아닙니다. 중국의 달마 대사도 그의 첫 번째 제자인 혜가 스님도, 6조 혜능 대사도 모두 우리와 같은 인간이었습니다. 원효 스님, 서산 대사, 경허 스님 같은 큰 도인들도 지구에서 태어나 지구에서 열반에 드신 분들입니다. 예수님도 마찬가지이며 공자, 노자, 장자, 맹자도 모두 지구에서 태어나고 오장과 육부를 가진 인간들이었습니다.

　우리가 살고 있는 지구는 23.5도 기울어진 채 공전과 자전을 하고 있습니다. 이와 같은 현상은 부처님 시대나 지금이나 다르지 않습니다.

다시 말해 그때나 지금이나 지구는 변한 것이 없습니다.

　인간을 비롯한 모든 생물은 대기압을 받으며 살고 있습니다. 산소에 의해 생명을 유지하고, 산소에 의해 산화되어 병들고 늙고 죽어 갑니다. 자연적인 환경 또한 부처님 시대나 지금이나 다를 바 없습니다.

　부처님 시대나 지금이나 우주적 차원에서 큰 변화가 없는데, 왜 우리는 부처가 되지 못하는 것일까요? 그 이유는 인체의 구조에 있습니다. 그것을 아는 사람은 부처가 되고, 모르는 사람은 고통 속에서 살다 죽어 갈 수밖에 없지요. 부처가 되기 위해서는 인체의 구조를 바꾸어야 합니다.

　부처님의 몸 구조를 어떻게 아느냐고 반문하는 분이 있을 것입니다. 사과를 먹어 본 사람은 사과 맛을 알고 설명할 수 있지만, 먹어 보지 못한 사람은 맛을 설명해도 알아듣지 못합니다. 여러분 몸의 구조가 수행을 통해 바뀌면 마음의 본질을 알게 되고, 그때 부처의 몸 구조를 이해할 것입니다. 부처님이 일러 준 수행법대로 따르면 우리도 그분과 같은 몸과 마음이 되어 득도할 수 있습니다.

　물론 먹는 음식이 달라서 나타나는 반응이 다른 것은 사실입니다. 문화와 문명이 발전함에 따라 몸과 마음이 더욱 경직된 것도 사실입니다. 그러기에 부처님 시대보다 부처되기가 어렵고 고통스럽습니다.

　그렇다고 실망할 필요는 없습니다. 부처님 시대에 없었던 과학이 있지 않습니까? 눈부시게 발전한 과학을 잘 활용한다면 많은 분들이 깨달을 수 있습니다. 물질과 문명으로 인한 마음병 없이 살다가 죽고 싶을 때 죽을 수 있습니다. 이제 수행도 과학입니다. 부처님 시대에는 상상조차 할 수 없었던 과학적인 방법으로 몸의 구조를 바꾸어 성불하시길 바랍니다.

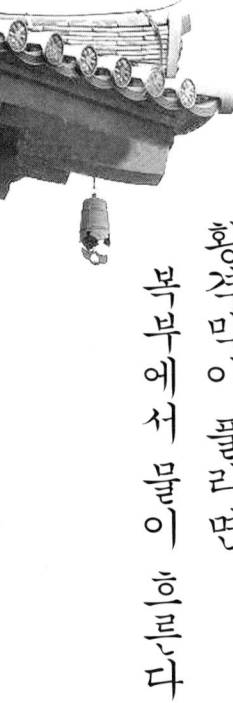

횡격막이 풀리면
복부에서 물이 흐른다

볼링공으로 장을 부드럽게 하고 몸을 이완시키면서 들숨을 천천히 하면 그동안 닫혀 있던 폐포가 살아납니다. 사용하지 않았던 부위가 살아나면서 폐는 점점 커지고요.

폐는 오른쪽과 왼쪽에 각각 하나씩 있습니다. 오른쪽은 두 개의 엽으로, 왼쪽은 세 개의 엽으로 되어 있습니다. 몸을 이완시키고 의념을 단전에 두면서 호흡을 깊게 하면 폐가 확장되어 횡격막을 아래로 조금씩 밉니다.

특히 왼쪽 폐가 위장이 있는 부위로 먼저 내려가는데, 이때 위와 대

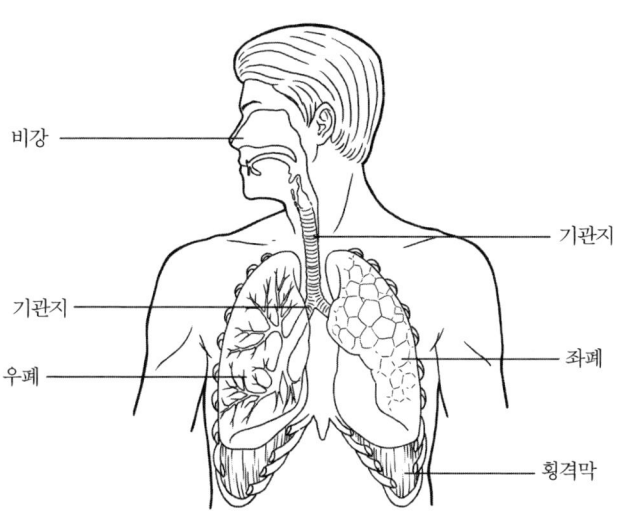

 장의 기능이 떨어져 있는 사람은 복부에서 요란한 물소리가 납니다. 복부에서 물소리가 나기 시작하면 폐활량도 늘어납니다. 더욱 몸을 이완시키고 숨을 단전까지 내린다고 생각하면서 천천히 호흡하세요.

 위와 장을 아래로 내리려고 힘을 주는 호흡에는 장점과 단점이 있습니다. 장점은 폐 공간이 넓어지고 횡격막의 움직임이 좋아진다는 것입니다. 반면 힘을 주며 들숨을 하기 때문에 호흡 신경에 강한 자극을 주어 호흡 스트레스가 유발되는 단점이 있습니다. 이때 등줄기와 어깨에 통증이 나타납니다. 또한 스트레스 호르몬이 분비되어 모든 근육이 굳어 버립니다.

 몸이 약하거나, 위장병이 있거나, 자세가 구부러진 수행자는 참기 어려울 정도의 통증을 느끼기도 합니다. 심한 경우 통증으로 땀이 나거나 냉기를 느낄 수도 있습니다. 잠복되어 있던 질병들이 나타나는 것이니 절대 당황하지 말고 마음을 굳건하게 다잡기 바랍니다. 복부에서 물소리가 나기 시작하면 절대 무리하지 말고 몸을 이완하는 데 집중하십시오.

무엇보다 중요한 것은 마음입니다. 더욱더 자신을 낮추고 이타적인 마음으로 생활하세요. 마음을 다치면 곧바로 위장과 횡격막이 굳어 버립니다. 마음과 몸의 관계에 대해 눈을 뜨기 시작하는 시기도 이때입니다.

몸과 마음은 둘이 아니라 하나입니다. 동전의 양면과 같다는 말입니다. 마음은 주인이요, 몸은 머슴입니다. 머슴이 병 없이 부지런히 일해야 주인이 편안하고, 주인이 관심을 가지고 잘 보살펴야 머슴이 충성을 다합니다. 몸을 다스리는 방법은 마음을 편하게 하는 것밖에 없습니다.

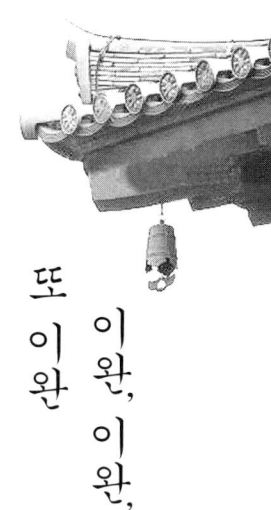

이완, 이완, 또 이완

와선을 하거나, 좌선을 하거나, 행선을 하거나 수행의 핵심은 몸을 이완시키는 것입니다. 몸을 이완시키기 위해서는 먼저 마음이 평온해야 한다는 점도 잊어서는 안 됩니다.

항상 몸과 마음을 이완시키고 천천히 호흡하면서 생활하다 보면 자신도 모르는 사이 몸이 이완됩니다. 몸이 이완될 때에는 지렁이가 기어가는 것처럼 느껴져서 몸이 굼실거리고, 입안에서 평소보다 많은 침이 고입니다. 마음도 한층 평온해지는 느낌을 받습니다.

이것은 그동안 막혀 있던 신경과 모세혈관이 살아나는 현상입니다.

우리 몸에는 지구를 두 바퀴 반이나 감을 수 있는 신경이 분포되어 있습니다. 동맥과 정맥, 모세혈관이 온몸을 휘감고 있으며, 60조에서 70조에 달하는 세포 속에 120조의 미토콘드리아가 있습니다. 몸이 굳어지면 이 모든 신경이 굳고, 혈관이 막히고, 세포가 힘을 잃게 됩니다.

몸이 이완될 때 나타나는 현상의 강도는 수행자마다 차이가 있습니다. 몸이 많이 굳은 수행자는 손과 발을 비롯해서 온몸에서 강한 진동이 일어납니다. 어떤 수행자는 앉은 자세에서 펄쩍 뛰어오르기도 하고, 손과 발을 심하게 흔들기도 합니다. 이런 현상을 도교에서는 '자발동공(自發動功)'이라고 합니다.

이때 가장 조심해야 할 것은 자세입니다. 좌선을 할 때 몸이 이완되면 허리가 앞으로 구부러지기 시작합니다. 이것을 바로잡지 못하면 위장이 횡격막 쪽으로 올라붙습니다. 대장은 아래쪽으로 처지게 되지요. 대장과 위장 사이가 벌어지면 배꼽과 명치 사이에 가로로 줄이 생깁니다. 이와 같은 현상은 상체가 긴 사람들, 즉 소양인이나 소음인에게 많이 나타납니다.

상체가 큰 태음인이나 태양인들은 대장과 위장 전체가 횡격막 쪽으로 올라붙습니다. 대장과 위장이 올라붙으면 치골 부위에 가로로 줄이 생깁니다. 성기가 있는 곳을 말합니다.

입에서 침이 고이고 지렁이가 기어가듯 몸이 굼실거리는 시기가 오면 더욱 수행에 정진하고 자세가 굽지 않도록 각별히 조심하기 바랍니다.

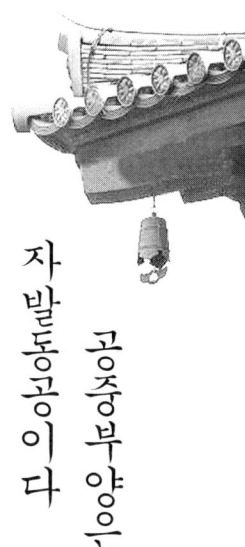

공중부양은 자발동공이다

　자신의 의지와는 상관없이 특정 동작이 일어나는 것을 도교에서는 '자발동공'이라고 합니다. 자발동공에는 두 가지가 있습니다. 몸을 병들게 하는 자발동공과 병든 몸이 치료되는 자발동공입니다. 사실 자발동공은 모든 수행자들에게서 나타나는데, 아주 미세해서 스스로 감지하지 못하는 수행자가 대부분입니다.

　어떤 사람은 자발동공을 이용하여 질병을 치료한다고 하는데, 의학적 근거를 제대로 설명하지 못해 많은 오해를 받기도 합니다. 자발동공으로 치료가 되는 원리를 상세히 알아 두어야 합니다.

우리가 인체를 움직이려면 뇌로부터 명령을 받아야 합니다. 뇌의 명령을 받지 못하면 사지는 꼼짝도 못합니다. 뇌에는 신경과 신경 사이를 연결하는 신경절이 있습니다. 의학적으로 '시냅스'라고 합니다. 시냅스를 연결시켜 주는 것은 호르몬입니다.

마음이 안정되고 몸이 이완되면 뇌에서는 시냅스를 연결시켜 주는 호르몬이 많이 분비됩니다. 시냅스 호르몬이 순간 많이 분비될 때 자신도 모르게 몸이 움직입니다. 어떤 수행자는 팔을 흔들기도 하고, 어떤 수행자는 다리를 흔들기도 하고, 어떤 수행자는 몸 전체를 흔들기도 합니다. 한참 동안 몸을 흔들고 나면 굳었던 신경과 근육이 풀리면서 아주 쾌적함을 느낍니다.

조심해야 할 자발동공도 있습니다. 특히 상단전에 의념을 둔 상태에서 나타나는 자발동공은 매우 위험합니다. 상단전에 의념을 두고 몰입하면 뇌 신경이 급격하게 경직되어 호르몬이 분비되지 않습니다. 이렇게 전신이 굳어 가는 과정에서도 자발동공이 나타납니다.

상단전뿐만 아니라 특정 부위에 너무 강하게 몰입하면 호흡이 멈추면서 뇌가 경직될 수 있습니다. 한시도 정신을 잃지 말고 호흡을 지켜보아야 합니다. 뇌 질환이 있는 사람이 수행을 하고자 한다면 반드시 밝은 지도자를 만나 가르침을 받아야 합니다. 간질병을 앓고 있거나 소뇌 축소증 질환을 가지고 있는 분들은 각별히 주의하십시오. 우울증을 비롯해 정신과 치료를 받고 있거나 약물을 복용하고 있는 분들도 경험이 많은 지도자와 함께 생활하면서 지도를 받는 것이 좋습니다.

자발동공이 심하면 공중부양을 하기도 합니다. 절대 반길 만한 일은 아닙니다. 뇌가 경직되면서 신경과 신경 사이를 연결시켜 주는 호르몬이 분비되지 않아 뇌 신경이 굳어 가는 과정에서 인체가 강한 반응을 보이는 현상이기 때문입니다.

자발동공에는 두 가지 현상이 있다는 점을 명심하고, 자신의 의지와 상관없이 몸이 움직일 때는 더욱 유심히 몸을 관찰하기 바랍니다. 의념을 강하게 두지는 않았는지, 의념을 어디에 두었는지, 자발동공 후 몸과 마음의 상태는 어떠한지 살펴보십시오. 몸이 이완되면서 나타나는 자발동공인지, 몸이 경직되면서 나타나는 자발동공인지 명확하게 알아야 하기 때문입니다.

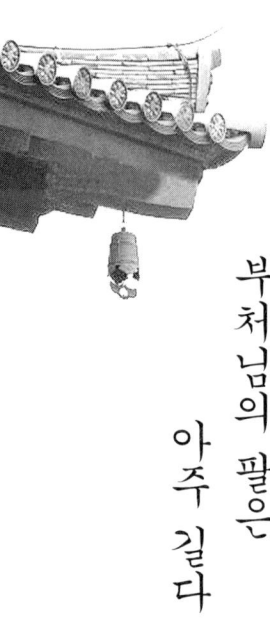

부처님의 팔은 아주 길다

몸과 마음이 이완되면 갈비뼈를 비롯해서 관절까지 이완되는 것을 느낄 수 있습니다. 앞가슴의 갈비뼈를 손가락으로 만져 보면 그 사이가 넓어져 있는 것을 확인할 수 있지요. 갈비뼈 사이가 넓어졌다면 폐가 그만큼 확장되었다는 의미입니다. 폐는 앞뒤, 좌우, 상하로 커집니다. 아래로 길쭉하게 커지려면 굳어 있던 갈비뼈가 이완되어야 하지요.

몸이 이완되면 양팔이 길어집니다. 부처님의 몸 32상 가운데 팔의 길이가 일반 중생보다 길었다는 내용이 있습니다. 부처님도 중생의 몸과 다르지 않았습니다. 다만 오랜 수행을 해서 몸과 마음이 이완되었던 것입니다.

저도 팔의 길이가 길어지는 것을 확연히 느낄 수 있었습니다. 이와 같은 현상은 여러분에게도 반드시 나타납니다. 몸이 이완되면 자연히 관절이 이완되니까요. 어깨 부분이 유독 많이 이완되지요.

몸이 이완되고 마음이 평온해지면 반드시 부처의 몸에 나타난 32상이 여러분 몸에서도 나타나기 시작합니다. 자연은 거짓이 없습니다. 인간의 몸 또한 거짓이 없습니다.

저는 기회가 있을 때마다 수행도 과학적이어야 한다고 주장하고 있습니다. 부처가 되려면 부처의 몸이 되어야 한다고 말씀드리고 있고요. 마음이 부처가 되었다면 몸도 부처가 되어야 합니다. 마음은 부처인데 몸은 중생이라면 누가 믿겠습니까? 몸이 병들고 육신이 썩어 가면서 마음은 부처라고 한다면 자연의 이치가 아닙니다.

호흡이 깊어지고 지식 상태가 되는 시기에는 몸이 반듯해지기 시작합니다. 허리가 곧게 서고, 가슴이 펴지며, 엉덩이가 나오고, 허리가 들어가며, 아랫배가 불룩 나옵니다.

수행 과정에서 나타나는 인체의 변화는 또 있습니다. 얼굴 균형이 바로잡힙니다. 만약 한쪽 폐가 오므라져 있다면 한쪽 갈비뼈도 오므라듭니다. 그럼 목 주변의 근육이 땅기고 턱 관절이 비뚤어지겠죠. 그러다 폐가 정상이 되고 목이 이완되면 턱 관절이 제자리를 찾아 얼굴이 반듯해지는 것입니다.

인체 전반이 대칭이 되는 변화도 있습니다. 양쪽 폐의 크기가 같지 않으면 한쪽 다리가 짧아집니다. 한쪽 폐가 작아지면 당연히 횡격막은 한쪽 부분만 아래쪽으로 밀게 되겠지요. 그렇게 되면 복부에 있는 장기들도 한쪽으로만 밀리게 되고요. 갈비뼈도 한쪽으로 치우치게 되므로 골반이 비뚤어지는 것은 뻔한 일입니다. 그러다 양쪽 폐가 대칭이 되면 인체 전반이 대칭이 됩니다.

수행을 통해 나타나는 신체적 변화는 이미 과학자들에 의해 하나씩 밝혀지고 있습니다. 그래서 수행도 과학적이어야 한다고 주장하는 것입니다. 수행 과정에서 나타나는 물리적인 반응과 호르몬의 변화도 속속 밝혀질 것입니다.

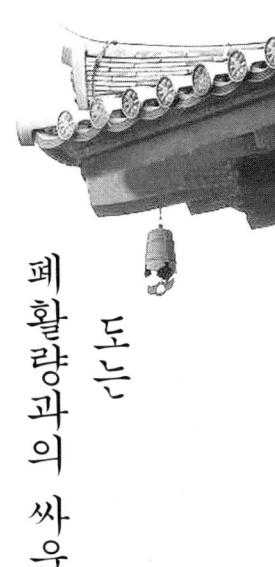

도는 폐활량과의 싸움

'도는 폐활량과의 싸움이다'라고 합니다. 숨을 들이쉴 수 있는 공간을 상하좌우로 늘리는 목표를 가지고 부지런히 수련해야 하지요. 위와 장을 풀고 끊임없는 복식호흡으로 장기를 아래로 내려 어린아이같이 태식호흡을 하는 것이 수행의 핵심입니다. 그러려면 폐를 최대로 키워야 합니다.

협척을 중심으로 겨드랑이의 모든 신경을 열어서 폐의 좌우 공간을 늘려 가는 것도 잊어서는 안 됩니다. 충분히 폐가 커지면 숨은 저절로 길고 깊게 들어옵니다. 숨은 길게 하고 싶다고 인위적으로 되지는 않습니다. 먼저 몸이 만들어져야 한다는 점을 명심하십시오.

호흡이 잘되지 않을 때는 절 수련을 해보기 바랍니다. 천 배를 하고 음식을 거의 먹지 않으면 숨이 자연스럽게 길어지는 것을 느낄 수 있습니다. 순간적으로 몸이 이완되면서 폐 공간이 넓어졌기 때문입니다. 호흡은 나의 의지로 깊어지는 게 아니라, 폐 공간이 커짐에 따라 저절로 깊어집니다.

위와 장의 굳은 신경을 풀고 부드럽게 만들면서 장기가 아래로 충분히 내려가도록 하십시오. 절을 하거나 와선, 좌선을 하면서 복식호흡을 부지런히 하기 바랍니다. 일상생활 중에도 단전에 의념을 두고 계속 복식호흡을 하십시오.

일주일에 한 번이라도 등산이나 천 배를 하는 것도 좋습니다. 천 배는 한 번에 해도 되고, 하루에 세 번으로 나누어 해도 좋습니다. 무리할 필요는 없이 하고 싶을 때 하십시오.

소식을 원칙으로 하며, 항산화 효소가 많이 들어 있는 음식과 과일을 드십시오. 음식을 통해서만 에너지를 공급받을 수 있다는 고정 관념을 버리고, 위가 늘어나지 않게 주의해야 합니다. 때가 되면 먹어야 한다는 생각을 버리고, 배가 고프지 않으면 속을 비워도 좋습니다. 스트레스를 받아 마음이 불편할 때 식사를 하면 치명적이니 절대 삼가십시오.

가능한 생각을 버리고 머리를 쉬게 해야 합니다. 생각은 에너지를 가장 많이 소모시킵니다. 뇌가 사용하는 에너지가 전체 에너지의 20%에 달합니다. 자극적인 것을 듣고 보는 일도 삼가세요. 감각 기관을 지치

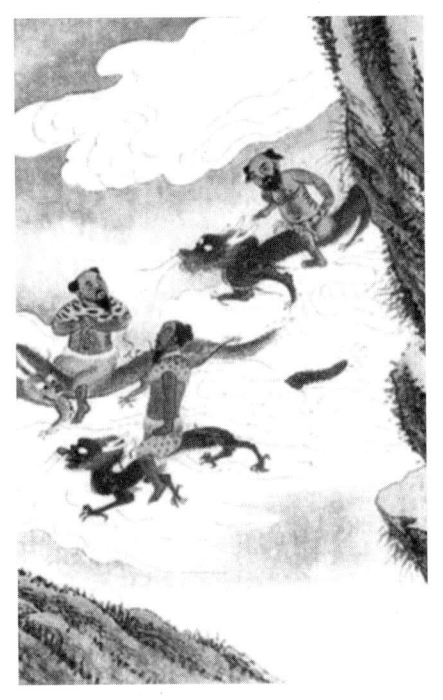

신선이 되는 것은 인체를 늙지 않고
병들지 않는 구조로 바꾸는 것입니다.

게 하지 않아야 에너지 소모를 줄일 수 있습니다. 그래야 축기가 지속됩니다.

생각과 감정을 부여잡고 있거나 타인과 충돌할 일이 많은 수행자는 절대 호흡이 안정되지 않습니다. 이런저런 잡념에 빠져 있을 때 호흡은 자신도 모르게 빨라집니다. 그럴 때는 빨리 생각을 털고 호흡에만 집중하세요. 이내 숨이 편하게 들어올 것입니다.

마음을 이완하는 방법은 여러 가지이지만, 불편한 감정과 기억을 정리하는 것이 가장 좋은 방법입니다. 분노와 원망, 미움, 주변인에 대한 집착을 내려놓을 수 있는 방법을 빨리 찾는 게 중요합니다. 내가 옳다고 고집하는 것과 선입견, 고정 관념을 하나하나 내려놓고 기다리는 연습을 끊임없이 하십시오. 이것은 생각으로 되지 않습니다. 편안하고 긴 호흡을 해 나가는 중에 이루어집니다.

누구나 부처가 될 수 있습니다. 호흡 속에 부처가 있고, 생활 속에 부처가 있습니다. 우리가 흡입하는 산소가 21%인데, 몸으로 들어갔다 다시 나오는 산소는 16%입니다. 1분에 18번 하는 호흡을 4분의 1로 줄인다면 산소를 충분히 쓸 수 있습니다. 폐활량을 4배 늘리고, 생각에 사용되는 에너지 소모를 줄인다면 엄청난 산소를 활용할 수 있습니다. 암 환자뿐 아니라 모든 환자들에게 가장 중요한 것은 산소를 충분히 마시는 일입니다.

오늘날 이름조차 밝혀지지 않는 질병들도 인체의 구조가 잘못돼 산소 공급이 원활하지 않은 데 원인이 있습니다. 몸의 구조를 바꿔 주어야 병이 낫습니다. 신선이 되고, 부처가 되고, 도인이 된다는 것은 인체의 구조를 늙지 않고 병들지 않는 상태로 바꾸는 것입니다.

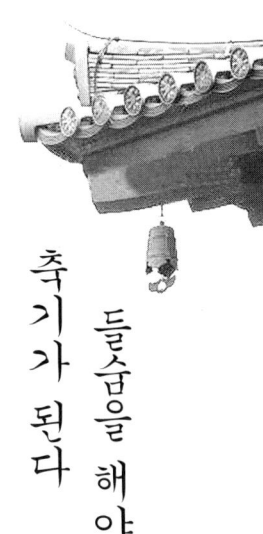

들숨을 해야 축기가 된다

처음 수련을 시작하는 사람은 날숨을 할 때 몸의 변화를 크게 느낍니다. 온몸이 이완되면서 아주 편안한 기분이 되지요. 그러다 시간이 어느 정도 지나면 몸에서 이상한 반응이 일어나기 시작합니다. 축적된 노폐물을 배출시키고 굳어 있는 신경과 막힌 혈관을 풀어 주는 것은 날숨입니다. 기를 축적시키는 것은 들숨입니다. 일시적인 날숨으로 병을 고쳤으면 들숨으로 기를 축적해야 합니다.

들숨이 안 되는 이유는 끝없는 욕심과 원망, 미움을 마음에 담고 있기 때문입니다. 들숨을 길게 하려면 마음과 몸이 하나가 되어야 합니다. 몸만 앉아 있을 뿐 마음에서는 번뇌와 망상이 춤춘다면 들숨은 결코 길어지지 않습니다.

들숨을 깊게 하려면 마음과의 싸움을 각오해야 합니다. 머리와 몸과 정신이 삼위일체가 되어야 하지요. 들숨이 이루어지지 않으면 복부에 있는 피도, 머리의 피도 심장으로 들어가지 않습니다. 결국 마음으로 풀어야 해결됩니다. 가슴을 못 열면 한 치 앞도 못 나갑니다.

어떻게 하면 마음을 비울 수 있을까요? 세상사 모든 것은 마술사가 벌이는 '쇼'라고 생각하세요. 깨달음이란, 마음자리를 보는 것이란 동료 마술사가 무대에서 쇼를 선보일 때 동요하지 않고 지켜보는 것과 같습니다. 마술쇼에 마음을 빼앗기고 있는 관객들의 가슴에는 보고 들은 것들이 똘똘 뭉쳐 큰 응어리가 맺히고 있다는 점을 잊지 마십시오.

깨달은 자는 눈으로 보고 귀로 들은 것이 무엇이든 마음의 동요를 일으키지 않습니다. 가짜인 줄 알기에 환호할 일도, 소리 지를 일도 없습니다. 이렇게 에고(ego)를 푸는 것이 수행자나 병을 고치려는 사람이나 모두가 함께 넘어야 할 산입니다.

질병이 있는 사람이나 몸이 경직된 사람이 들숨을 잘 들어오게 하려면 어떻게 해야 할까요? 폐활량을 키우려면 어떤 수행을 해야 하는지 알아보겠습니다.

1. 몸속 이물질을 뽑아내는 것이 첫 번째 과제입니다. 소금을 먹든, 장 청소를 하든, 마사지를 하든 간에 노폐물을 배출시켜야 합니

다. 그리고 복부에 있는 불필요한 지방질을 모두 빼내야 합니다.
2. 위로 치솟아 있는 장기를 성기가 있는 곳까지 내려보내야 합니다. 장을 밑으로 밀면 위장도 내려가고, 그만큼 폐 공간이 넓어집니다.
3. 장기를 밑으로 밀려면 힘이 필요합니다. 그래서 들어오는 숨이 중요한 것이지요. 콧구멍도 뚫고, 기도도 열어야 합니다. 기도를 열려면 마음을 비워야 하는 것은 굳이 말할 필요도 없지요. 그래야 횡격막이 밀립니다. 기도가 막히는 데도 여러 원인이 있습니다. 골반이 틀어져도 기도가 막힙니다. 목이 일자인 사람도 도를 못 깨우칩니다. 허리와 목은 모두 S라인이 되어야 합니다.

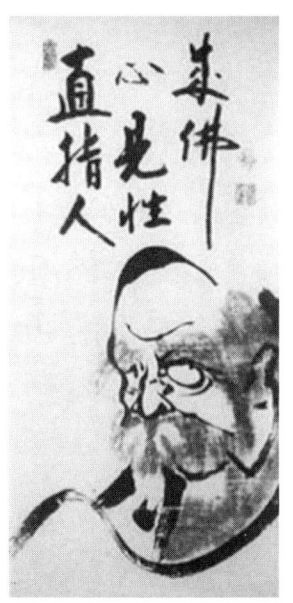

중국 선종의 제1대 조사 보리달마

다시 한 번 강조하지만, 폐활량을 키우십시오. 폐활량을 키우려면 배 속의 공간을 넓혀야 합니다. 가슴을 열고 마음을 놓아야 합니다. 달마 대사가 '마음자리, 견성자리는 단전에 있다'라고 말한 의미를 잘 새겨 보시기 바랍니다.

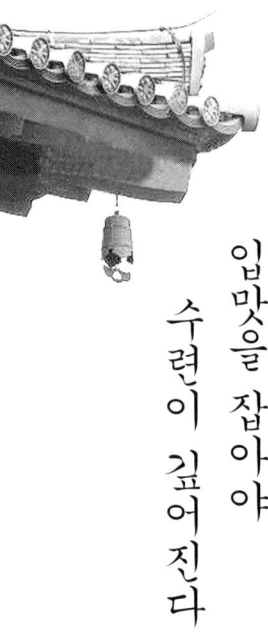

입맛을 잡아야 수련이 깊어진다

 몸과 마음이 이완되고 횡격막이 아래로 내려가면 그동안 굳어 있던 위와 장의 기능이 살아납니다. 위장의 기능이 회복되면 소화력이 왕성해지고, 얼굴에 윤기가 흐릅니다. 우리나라 속담에 좋은 일에는 반드시 마가 낀다고 했습니다. 그동안 고생한 보람이 서서히 나타나기 시작하는데, 이때 방심하면 오히려 나쁜 결과를 초래합니다.

 입맛이 당길 때 과식을 하면 위장에서 위산이 과다하게 분비됩니다. 당장은 어떤 음식이라도 소화를 시킵니다. 그렇다 보니 금세 공복감을 느끼고 다시 음식을 찾게 되지요. 이와 같은 일이 반복되면 위장은 위산 조절 기능을 상실합니다. 위에 들어온 음식은 위산으로 범벅이 된 채 소장과 대장으로 넘어가고, 대장은 위산에 상처를 입지 않으려고 많은 분비물을 배출하지요. 많은 분비물과 음식물이 발효되는 과정에서 상상을 초월하는 양의 가스가 발생하는 것입니다.

위장과 대장에 가스가 가득 차면 어떤 현상이 벌어질까요? 그 이후의 상황은 여러분이 누구보다 잘 알 것입니다. 그동안의 노력이 한순간에 물거품이 되는 순간입니다.

위산은 철판까지 뚫을 만큼 강한 산화력을 가지고 있습니다. 이런 위산이 식도 쪽으로 역류하면 식도염은 물론 비염을 일으킵니다. 콧속에 염증이 생기면 부비동과 콧구멍이 좁아져 공기량이 줄어들고, 폐가 오므라듭니다. 폐가 오므라들면 갈비뼈까지 오므라든 채 굳고, 횡격막으로 염증이 번지면서 단단하게 굳어 버립니다.

이 정도 상태까지 진행되면 회복은 불가능해진다는 점을 명심해야 합니다. 몸과 마음이 이완되면서 입맛이 당기고 피부색이 좋아지는 단계가 오면 더욱 음식을 절제하고, 세포가 건강해지는 음식을 자주 드세요. 과일과 발효가 잘된 차를 많이 마시는 것도 좋습니다. 다도(茶道)는 수행의 한 부분이라는 점도 잊지 마십시오.

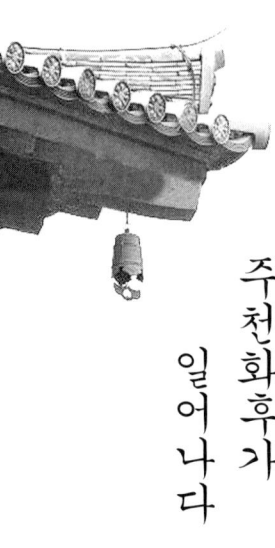

주천화후가 일어나다

숨이 깊게 들어간다면 폐 공간이 넓어졌다는 뜻입니다. 그만큼 산소도 많이 들어온다는 것이지요. 산소가 많이 들어온다고 마냥 환영할 만한 일은 아닙니다. 혈액이 원활히 순환되지 않은 상태에서 산소가 많이 유입되면 활성산소만 만들어 내서 세포에 염증을 유발하지요.

폐 공간이 확장되면 당연히 부드러운 호흡이 가능하게 되고, 깊은 복식호흡에 의해 복압이 올라가면서 혈액 순환이 잘되어야 하지요. 그런데 오히려 활성산소가 더 많이 발생한다니 도무지 이해가 가지 않을 것입니다.

거북이 등처럼 갈라진 논바닥에 물이 한 통 들어간다고 가뭄이 해소되겠습니까? 폐포의 면적은 70평방미터까지 확장될 수 있다고 합니다. 30평방미터의 폐포만 사용하던 사람의 폐 기능이 40평방미터의 폐포를 사용하게 되었다고 완전히 회복되겠습니까?

호흡이 깊어지면 많은 양의 공기가 들어오기는 하겠지만, 폐 공간은 더 확장되어야 합니다. 아직 들숨 때 들어오는 공기의 압력이 변할 만큼 충분하지 않다는 것입니다.

유입되는 공기의 양만큼 폐 공간과 흉부는 확장되어도, 확장되는 만큼 호흡 신경(메커니즘)에는 무리를 주게 됩니다. 호흡 스트레스가 지속적으로 발생하게 되고, 스트레스 호르몬에 의해 세포 내에서 활성산소가 기승을 부리는 것이지요.

도교에서 사용하는 용어 가운데 '주천화후(周天火候)'라는 말이 있습니다. 들숨 때 독맥으로 기운을 올리고, 날숨 때 임맥으로 기운을 내려서 순환시키라는 뜻입니다. 옛 조상들도 호흡이 깊어지면 혈액이 순환되지 않아 몸에서 뜨거운 화기가 일어난다는 것을 알고 있었습니다.

호흡만 깊어지고 혈액이 순환되지 못해서 활성산소가 발생하고, 몸 전체에 염증이 기승을 부리게 됩니다. 세포에 염증이 많으면 몸이 경직되면서 화기가 상체로 몰리는데, 이를 '상기병'이라고 합니다. 수련이 어느 정도 무르익을 때 상기병에 걸리는 수행인이 많은 이유가 여기에 있습니다.

크게 걱정하지는 마십시오. 필연적으로 나타나는 현상입니다. 더욱 몸과 마음을 이완시켜 폐 공간을 넓혀 나가세요. 이때 몸과 마음이 하나라는 느낌을 받게 될 것입니다.

　몸에서 뜨거운 기운이 흐르는 이 시기에는 타인의 병을 치료하는 능력이 생깁니다. 손만 얹으면 병을 고칠 것 같은 느낌을 받기도 합니다. 하지만 함부로 기운을 사용하면 안 됩니다. 마음을 잘못 움직이면 곧바로 몸이 굳어 버립니다. 더욱 자신을 낮추고 수련에 매진하십시오.

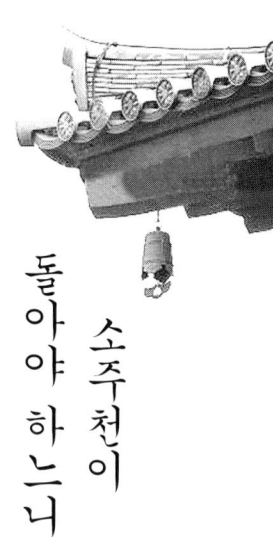

소주천이 돌아야 하느니

    공기 중 산소 농도는 20.98%입니다. 우리는 숨을 쉴 때마다 20.98% 농도의 산소를 들이마시는 것이지요. 인체를 한 바퀴 돌고 난 후 코를 통해 밖으로 나오는 산소 농도를 검사하면 16%라고 합니다. 산소를 모두 사용하지 않고 약 5%만 사용한 뒤 나머지는 그대로 배출하지요.

    코를 통해 들어간 산소 중 아주 일부만 포도당과 만나서 에너지가 되고, 나머지는 혈관 속에서 머물다가 다시 밖으로 나옵니다. 사용하지 못한 산소가 혈관 속에 오래 머물수록 세포는 산화되면서 염증을 발생시킵니다. 결국 생명을 보존하기 위해 마신 산소가 인체를 병들고 죽어 가게 하지요.

호흡이 깊어지는 시기가 되면 더 많은 양의 산소를 마시게 됩니다. 호흡이 깊어지면 일시적으로 에너지가 많이 발생하여 손발과 몸 구석구석에서 따뜻한 열이 감돕니다. 그렇다고 기뻐하기에는 이릅니다. 천국과 지옥의 갈림길에 서 있는 상황입니다. 아직 혈액이 제대로 순환하지 못하기 때문입니다.

우리 조상들은 이때 혈액을 순환시키려고 의념을 강하게 두었습니다. 이를 '소주천(小周天)을 돌린다'라고 합니다. 들숨 때에는 회음(항문과 성기 사이)을 출발해서 꼬리뼈를 지나고, 척추를 따라 백회(머리 맨 끝부분 숨구멍이 있는 곳)를 지나고, 입술로 돌립니다. 날숨 때는 윗입술에서 출발해 식도를 통과하고, 위장과 대장을 차례로 지나고, 회음으로 의념을 두면서 돌립니다. 들숨 때 척추를 통해 돌리는 것을 '독맥'이라고 하고, 날숨 때 앞으로 내리는 것을 '임맥'이라고 합니다.

독맥(督脈)은 '감독한다'는 의미를 담고 있습니다. 인간 스스로 관리하고 통제할 수 있다는 말입니다. 주로 신경이 많이 지나가는 곳이어서 몸을 이완하면 독맥이 활성화되고, 긴장하면 경직됩니다.

임맥(任脈)은 '맡긴다'는 뜻이 있습니다. 현대의 의학 용어로 해석하면 자율 신경을 말합니다. 주로 오장육부의 장기들이 모여 있는 곳이기에 인간이 마음대로 할 수 없습니다. 위장이나 대장을 마음대로 움직일 수 없듯이 모든 장기들이 자율적으로 역할을 다하는 것입니다.

호흡이 깊어질 때는 소주천을 돌려야 합니다. 하지만 돌린다고 뜻대로 돌아가겠습니까? 물이 차야 돌아가지요. 물이 깊어야 배를 띄울 수 있고, 물이 가득 차야 물레방아가 돌아갑니다.

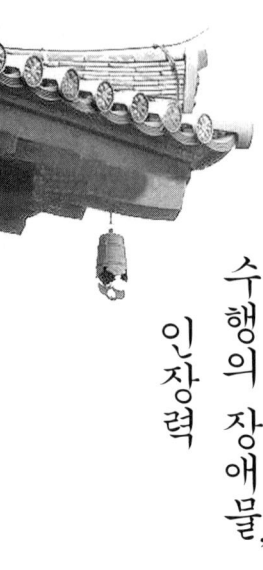

수행의 장애물, 인장력

고무줄을 당겼다 놓으면 제자리로 돌아가는 힘을 물리학 용어로 '인장력'이라고 합니다. 수행이 깊어지면서 위장과 대장이 아래쪽으로 내려갑니다. 이때 횡격막과 관련된 신경과 근육들도 크게 이완되지요. 식도 또한 횡격막과 연결되어 있어서 당연히 아래로 내려갑니다.

수행을 하다 보면 어느 날 갑자기 호흡이 아주 깊어지면서 위와 대장, 횡격막이 내려가는 것을 느끼게 됩니다. 고통스럽고 힘겨웠던 수행이 빛을 보는 시기입니다. 그러나 늪으로 가는 길목에서 마장이 준 마지막 선물임을 전혀 짐작하지 못하지요.

호흡의 과정을 보면 들숨 때는 폐가 아래로 확장되면서 위와 장이 내려가고, 날숨 때는 제자리로 돌아옵니다. 장기들이 내려갔다 제자리로 돌아오는 과정에서 원래의 자리보다 위쪽으로 올라붙는 현상이 일어나기도 합니다. 횡격막과 장기들의 인장력 때문입니다.

장기들이 원래 자리보다 위로 올라붙으면 흉부는 압력을 받고 모든 장기는 굳게 됩니다. 스트레스 호르몬이 분비되어 혈관이 좁아지고, 심장의 박동이 빨라지며, 민무늬 근육은 수축하게 되지요.

이런 상태가 되면 수행자는 긴장하여 들숨을 더욱 강하게 들이마십니다. 숨이 들어오기는커녕 가슴만 답답하고 어깨가 결립니다. 위장과 대장이 굳으면서 변비가 생기고, 소화 기능이 현격히 떨어지죠. 얼굴 피부가 거칠어지고, 코와 입속에는 염증이 발생하고, 머리가 조여 오는 고통을 느낍니다.

호흡이 깊어질 때에는 횡격막을 비롯한 모든 장기들이 올라붙지 못하도록 들숨으로 밀고 있어야 합니다. 《용호비결(龍虎秘訣)》을 저술한 조선 말기의 도인 북창(北窓) 정렴 선생님은 호흡을 누르고 있는 것을 '폐기(閉氣)'라고 했습니다. 도교와 불교 수행법에서는 '지식(止息)'이라고 표현하고 있습니다.

조심해야 할 것이 또 있습니다. 바로 음식입니다. 음식을 조절하지 못하고 아무 음식이나 과식하면 위산이 많이 분비됩니다. 위산이 과다 분비되면 대장에서는 가스가 차고, 위산은 식도로 역류하여 염증이 발생하지요.

식도와 횡격막은 서로 연결되어 있어서 식도에 염증이 생기면 횡격막이 아래로 내려가지 못합니다. 식도의 염증이 영향을 주어 기도도 좁아지게 되지요. 생명을 유지하기 위한 음식은 적을수록 좋습니다. 나머지는 몸에도 마음에도 모두 독입니다.

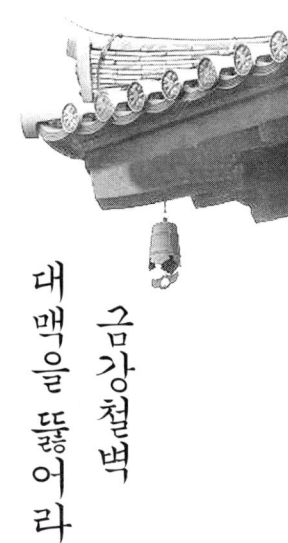

금강철벽 대맥을 뚫어라

몸이 이완되고 호흡이 깊어지면 대장이 조금씩 아래로 내려가기 시작합니다. 들숨 때 살며시 횡격막을 밀어 보면 어느 정도 내려가다 무엇인가가 가로막고 있는 느낌을 받습니다. 이곳은 배꼽 주변입니다. 수행자들 사이에서는 이곳을 '대맥(帶脈)'이라고 합니다.

배꼽은 탯줄이 떨어지면서 생긴 자리입니다. 탯줄은 어머니 배 속에서 피를 공급받던 통로입니다. 두 가닥의 동맥과 한 가닥의 정맥이 있지요. 배꼽으로 들어온 혈액은 간으로 들어갔다 심장으로 흐르지만, 자궁을 벗어나면 혈액의 통로가 바뀝니다. 어머니한테 공급받던 배꼽

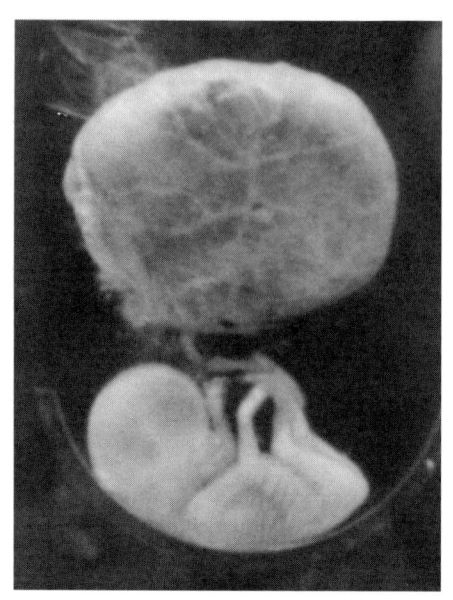

탯줄은 태아가 어머니로부터
피를 공급받던 통로입니다.

주변의 혈관은 더 이상 사용되지 않고 모두 힘줄로 변한다고 합니다.

그래서인지 배꼽 주변이 금강석처럼 단단해서 대장이 좀처럼 아래로 내려가지 않습니다. 저는 이곳을 '금강철벽'이라고 이름 붙여 보았습니다. 그만큼 단단하다는 의미이지요. 이곳을 통과하지 못하면 수행은 한 발짝도 나아가기 어렵습니다.

참으로 힘겨운 시기가 시작되었습니다. 이 시기를 쉽게 지나가려면 수련 초기부터 볼링공으로 배꼽 주변을 부지런히 마사지해야 합니다. 차분하게 몸의 움직임을 관찰하면서 배꼽 주변을 볼링공으로 더욱 자주 풀어 주고, 장치기를 하며 몸을 이완하세요. 호흡을 아래로 밀어내려고 해서도 안 됩니다.

대맥을 통과하려면 힘겹고 오랜 세월이 지나야 합니다. 성급하게 마음먹지 말고 차분하게 대처하십시오. 가스가 차는 음식은 가급적 피하고, 항산화 성분이 많이 함유된 음식을 먹으면서 기다려야 합니다.

항산화 성분이 많이 들어 있는 음식으로는 양파가 좋습니다. 양파 효소를 만들어 먹어도 좋지요. 양파를 꾸준히 먹으면 과다 호흡으로 생긴 염증을 치료할 수 있습니다. 복부 지방이 쉽게 분해되어 폐 공간이 넓어지는 효과를 볼 수도 있지요.

힘겨운 싸움을 잘 이겨 낸다면 불국정토가 가깝게 보일 것입니다. 마음의 움직임도 포착됩니다. 몸과 마음이 함께 움직인다는 것을 확연하게 느끼게 됩니다. 마음이 고요하면 몸이 이완되고, 몸이 이완되면 호흡이 깊어지고, 호흡이 깊어지면 대맥을 뚫게 되는 것입니다.

이 시기에 살펴야 할 곳이 있습니다. 공기가 들어오는 호흡의 통로입니다. 배꼽 주변이 굳어 있어 대장이 아래로 충분히 내려가지 못하면 폐압이 높아지고, 부비동을 비롯해서 기관지가 압력을 받습니다. 당연히 신경이 경직되고 호흡 통로가 좁아져 횡격막을 밀어낼 수가 없게 되지요. 횡격막이 내려가지 못하면 절대 대맥을 뚫지 못합니다.

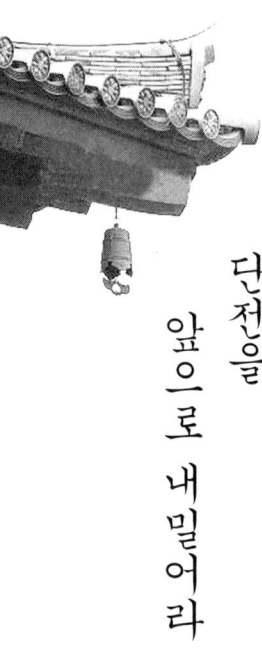

단전을 앞으로 내밀어라

폐가 확장되고 횡격막이 이완되면 대장이 내려오면서 단전이 불룩해집니다. 허리에 힘이 생기고, 입에 침이 가득 고이고, 몸이 가벼워지지요. 수행이 급진전되는 시기입니다. 틈만 나면 좌선을 하고 싶고, 걸어가면서도 호흡에 의식을 두고, 버스를 타든 지하철을 타든 호흡을 놓지 않습니다. 운전을 할 때도 호흡을 지키게 됩니다.

이럴 때일수록 코에 염증이 생기지 않도록 잘 관리하세요. 마음이 불편한 일들은 가급적 피해야 합니다. 조금만 마음이 상해도 곧바로 위장이 굳고 뒤따라 횡격막이 굳기 때문입니다.

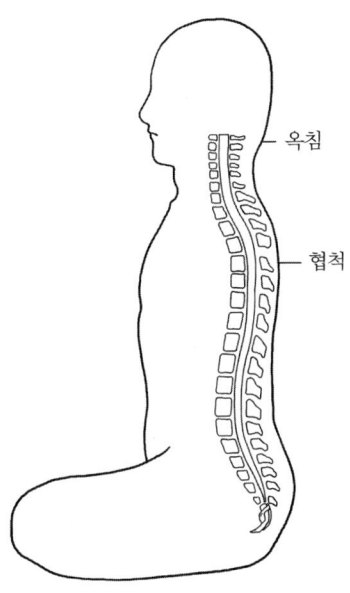

옥침
협척

　그동안 앞으로 쏠려 있던 몸이 바로 서기 시작하면서 허리와 협척 부위도 반듯해집니다. 이때는 허리와 협척을 집어넣는다는 의식을 더욱 강하게 두어야 합니다. 좌선 중에 몸이 이완되면서 허리가 뒤쪽으로 휘어지듯 넘어갈 때도 있을 것입니다. 절대 당황하지 말고 몸이 원하는 대로 따라가면 됩니다. 길을 갈 때도 허리와 협척을 집어넣고 단전을 앞으로 내밀면서 걸으십시오. 목은 똑바로 세우고, 턱은 앞으로 당겨 주십시오.

　혀가 입천장에 달라붙기도 할 것입니다. 폐가 확장되고 위장이 아래로 내려가면서 식도를 비롯한 목 근육들이 이완되는 과정에서 혀가 안쪽으로 말려 들어가는 현상입니다. 도교에서는 '상작교(上鵲橋) 현상', 또는 '십이중루(十二重樓)를 관통하는 수련'이라고 했습니다. 우리 조상들은 식도가 12마디라는 것을 이미 알고 계셨던 듯합니다.

다시 말씀드리지만 몸에서 좋은 반응이 일어난다고 방심하거나, 위장이 좋아졌다고 과식하거나, 마음을 다치거나 하면 염증이 기승을 부립니다. 코가 헐고, 잇몸에서 피가 나고, 대장에 가스가 가득 찹니다. 마음은 불안정하고, 호흡은 짧아지고, 폐가 축소되면서 갈비뼈가 다시 굳어 버리지요. 그동안 힘들게 이룬 공든 탑이 한순간에 무너지고 맙니다.

몸과 마음을 잘 살피고 음식을 절제하면서 잘 이겨 내십시오. 수련에 정진한 수행자는 이 시기에 한 번씩 삼매를 경험하기도 할 것입니다. 호흡이 끊기고 몸과 마음을 전혀 느끼지 못하는 신비로운 경험을 하게 되지요. 몰입과 이완에 매진한 수행자에게 주는 맛보기 선물입니다. 제발 조심 또 조심하면서 생활하며, 허리와 협척을 안으로 집어넣고 단전은 앞으로 내밀어야 한다는 점을 항상 기억하기 바랍니다.

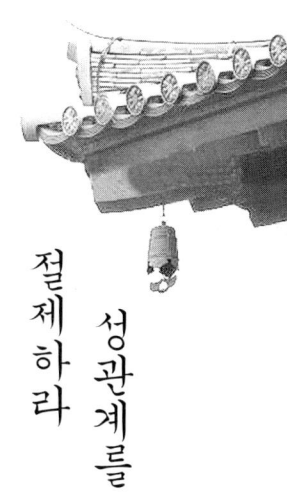

성관계를 절제하라

기가 가득 차면 음식 생각이 나지 않고(氣滿不思食),

정이 가득 차면 음란한 생각이 나지 않고(精滿不思淫),

정신과 영혼이 맑으면 잠이 오질 않는다(神滿不思睡).

호흡이 깊어지면 마음이 편안해집니다. 혈액 순환이 원활하게 이뤄져서 몸에 기운이 차는 것이 느껴지고, 음식에 대한 욕심도 사라집니다. 먹지 않아도 배고픔을 느끼지 못합니다. 육류를 많이 먹으면 반드시 설사를 합니다. 잃었던 건강이 되살아나 얼굴색이 밝아집니다.

수행을 통해 정(精)이 가득 찬다고 해서 정력으로 생각하면 안 됩니다. 섹스에 전혀 경험이 없는 어린아이의 성기가 새벽에 발기되었다고 성욕이 생겼다고 말할 수 있을까요? 그것은 정이 충만해졌기 때문입니다. 성을 모르는 어린아이의 성기가 발기하듯 인간 본래의 정이 채워지는 것입니다.

이 시기에 부부 관계를 하면 그동안 쌓아 온 정이 한 번에 소멸됩니다. 결혼을 한 분들은 최대한 섹스를 절제하세요. 성관계를 절대 하지 말라는 말은 아닙니다. 최대한 횟수를 줄이라는 것이지요. 정이 차는 시기에는 더욱 성욕이 많아집니다. 최대한 성욕을 잠재우고 정을 기르는 데 주력하기 바랍니다.

도교에서는 정이 화하여 기가 된다고 가르치고 있습니다. 이것을 '연정화기'라고 합니다. 정을 통해 기가 만들어진다는 뜻입니다. 정이 고갈되면 당연히 기를 만들 수 없겠지요. 정이 있어야 기를 만들고, 기가 있어야 신(神)을 연마할 수 있습니다.

성기를 발기시키는 것은 혈액입니다. 머릿속으로 성관계를 생각만 해도 혈액은 성기 쪽으로 몰립니다. 다른 세포들에게 전달해야 할 에너지가 성기로 몰린다는 의미이기도 합니다.

인체의 에너지를 성욕을 채우기 위해 자주 사용하면 당연히 정이 고갈되고, 정이 고갈되면 기를 연마할 수 없습니다. 수행은 제자리걸음을 면치 못하겠지요. 인간의 생각은 참으로 무섭습니다. 성욕을 일으키는 바로 그 순간에 많은 혈액들이 성기 쪽으로 몰리니 말입니다.

성욕을 잠재우는 것이 에너지를 아끼는 길입니다. 에너지를 아껴야 인체의 모든 세포들에게 충분한 에너지를 공급할 수 있습니다. 에너지를 만들려고 수행을 하는데, 그 에너지를 잠시 즐기기 위해 사용한다면 어떻게 수행자라 하겠습니까?

5

마음자리를 보다

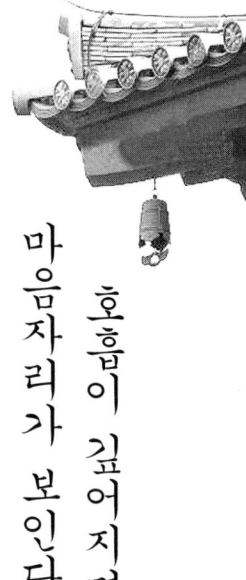

호흡이 깊어지면 마음자리가 보인다

갈비뼈까지 이완되기 시작하면 그동안 답답했던 가슴이 시원해집니다. 위와 장의 기능이 회복되고, 들숨 때 복부에서 물 흐르는 소리가 요란스럽게 나고, 몸 구석구석에서 많은 변화가 일어나기 시작합니다.

무엇보다 마음이 아주 평온해집니다. 모든 일들을 긍정적으로 생각하게 되고, 그동안 미워했던 인연들도 용서가 되지요. 행복 호르몬이 분비되는 것입니다. 욕심이 사라져 번뇌가 줄어들고, 하늘을 찌를 듯한 아상이 점점 사라지기 시작합니다. 그동안 왜 번뇌가 일어났는지 스스로 깨닫게 됩니다.

그러다 조금만 마음이 불편해지면 몸이 굳어 가는 것을 느낍니다. 몸과 마음이 둘이 아니라 하나라는 사실을 체험하게 되지요. 마음이 밝아지면서 상대의 마음도 보이기 시작합니다. 이것을 '타심통(他心通)'이라고 합니다. 상대의 마음뿐 아니라 건강도 느낄 수 있습니다.

타심통을 남에게 과시하거나, 아상을 키워 남을 업신여긴다면 곧바로 마음이 안정을 잃어버립니다. 금세 호흡이 짧아지는 것을 체험하게 됩니다. 마음을 잘못 사용하면 몸과 마음이 크게 고통을 받는다는 것을 스스로 깨우쳐, 어떤 상황에서도 마음을 움직이지 않으려고 노력해야 합니다.

마음은 주인이요, 몸은 종이라 했습니다. 종이 아프고 힘이 없으면 일을 할 수 없어 주인은 고달플 것이고, 주인이 병들면 종은 의지할 곳이 없어져 고통스럽습니다. 항상 몸과 마음을 단정히 하고, 마음에서 일어나는 그 어떤 것도 자신이 해결해야 한다는 점을 잊지 마십시오.

화살이 쏟아지는 전쟁터에서 살아남으려면 어떻게 해야 할까요? 적군에게 화살을 쏘지 말라고 소리치면 될까요? 상대가 쏘는 화살에 피해를 입지 않으려면 어떤 화살도 통과할 수 없는 튼튼한 갑옷을 입는 것이 해답입니다.

자신을 지키는 길은 마음을 다스리는 것밖에 없습니다. 누구에게도 무엇에게도 마음을 빼앗기지 않는 수행자가 되기 바랍니다. 그것이 해탈입니다.

몸과 마음이 이완되면 누구를 막론하고 호흡이 깊어지고 마음자리를 봅니다. 마음자리를 본 수행자는 자신을 더욱 낮추고, 마음이 다치지 않도록 조심 또 조심하십시오.

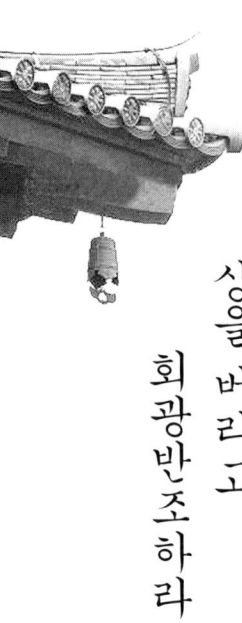

상을 버리고 회광반조하라

하루 한두 시간의 수련만으로 어그러진 심신을 치유하여 세포를 재생시킬 수 있을까요? 그것이 가능하려면 몸과 마음이 빨리 안정을 찾아야 합니다. 마음자리를 보아야 건강을 되찾고 수련이 깊어집니다.

그럼 어떻게 하면 심신이 편안해질까요? 더 이상 업을 쌓지 않는 것이 가장 중요합니다. 늘 자신을 살펴볼 수 있도록 깨어 있어야 하지요. 생각의 찌꺼기와 불편한 감정은 그날이 가기 전에 털어 내야 합니다. 그런 의미에서 마음 살피기를 절대 게을리하지 마십시오. 마음을 빼고 육신의 건강을 말할 수 없기 때문입니다.

우리가 사람들과 관계를 맺으며 가장 고통을 느끼는 것이 무엇일까요? 상대의 생각과 행동을 먼저 존중하기보다 내 마음과 같지 않다는 사실을 확인하고 마음을 다치는 경우가 아닐는지요. 상대에게 높은 기대감을 갖거나 자신의 생각대로 이끌려는 마음이 강할수록 마찰을 겪게 됩니다.

수행은 밖으로 향하는 시선을 돌려 자신을 바라보는 것에서 시작합니다. 우리 삶 속에서 겪는 분노와 원망이 타인 때문에 일어났다는 생각을 하나씩 놓으며 가야 합니다.

마음을 밖에서 뺏기지 않고 나의 성명(性命)을 잘 보존하는 데 쓰십시오. 자신의 생각과 행동, 몸과 마음에 괴리 없이 솔직하고 당당하게 살아가십시오. 상대도 그런 모습으로 살 수 있게 도와주십시오. 이래라 저래라 간섭하거나 강요하지 말고, 단지 자신을 평화롭게 가꾸는 데만 마음을 써야 합니다. 그러다 보면 모든 관계에서 미소가 일어나면서 온기가 돕니다.

나의 가치관이나 시비선악(是非善惡)을 가족과 이웃에게 강요하지 마십시오. 혹여 내 생각이 옳다는 확신이 들더라도 상대에게 내 색깔을 강요하지 마세요. 오로지 자신이 할 부분만 정확하게 하도록 살피십시오. 자신이 행복하면 주변을 행복하게 할 수 있습니다. 자식의 행복을 위한다고 부모의 욕심을 심어서는 안 됩니다. 자신을 진정으로 행복하게 가꾸시기 바랍니다.

상대를 위해 희생했다는 생각을 당장 버려야 몸과 마음이 건강해집니다. 내가 행한 선은 이미 행할 당시 기쁨을 느끼는 것으로 보상받았습니다. 남이 행한 악도 시시비비를 가리지 마세요. 그는 내가 그런 악을 행해서는 안 된다는 가르침을 주었습니다. 머지않아 그도 변할 것이기에 지금의 모습만 부여잡고 판단하지 마십시오.

내 육근(六根)으로 감수하는 것들이 온전하지 못함을 알고, 순간순간 하심(下心)하여 주변을 살피십시오. 마음을 낸 행동에 대해 일체 보상이나 인정을 바라지 마십시오. 이 두 가지만 잘 해내면 어떤 관계도 원만해집니다.

나의 생각만으로는 마음이 안 잡히듯이 머리로 모든 것을 이해하기는 참으로 어렵습니다. 늘 깨어서 내 마음을 살피는 수행을 통해서만이 우리가 진정으로 소망하는 관계를 만들 수 있습니다.

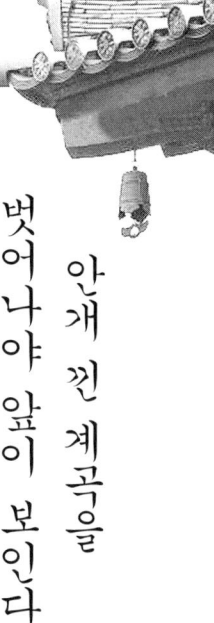

안개 낀 계곡을 벗어나야 앞이 보인다

호흡이 깊어져 지식이 일어나면 몸 구석구석에서 기운이 감돌고, 피부색이 윤택해지고, 위장의 기능이 좋아집니다. 모든 신경과 근육들이 풀리면서 허리가 곧게 펴지고, 아랫배가 나오면서 단전에 힘이 생깁니다. 머지않아 도를 이룰 수 있겠다는 생각이 올라오지만, 도는 그렇게 쉽게 얻는 것이 아닙니다.

한 차례 좋은 반응들이 지나고 나면 이제 지루한 여행이 시작됩니다. 위와 장에는 가스가 찼다가 사라지기를 반복합니다. 염증이 생겼다가 없어지고, 피부가 탁해졌다 좋아지기를 계속합니다. 체중은 점점 줄어

들어 만나는 사람마다 건강을 염려합니다. 마음을 종잡을 수 없어 수행자가 웬 짜증을 부리느냐고 비아냥거림을 받습니다.

수행이 지긋지긋하고, 스승의 말씀도 듣기가 싫어집니다. 깜깜한 터널을 아주 오랫동안 걸었는데도 밖이 전혀 보이지 않는 기분입니다. 내가 어디에 있는지, 얼마나 더 가야 밝은 빛을 볼 수 있는지 도무지 알 수가 없습니다. 남들 사는 대로 살고 싶은 마음뿐이죠. 이제는 앞으로 갈 수도, 되돌아갈 수도 없으니 어찌해야 할까요?

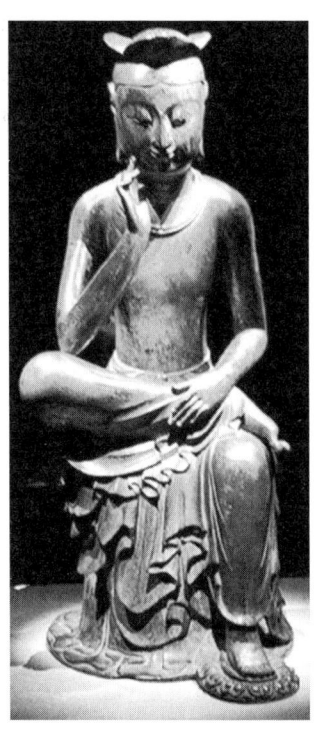

수행의 끈을 놓지 않고 정진하면 여래의 그림자를 만날 수 있습니다.

수행이란 평생 해야 하는 것입니다. 취미 생활이 절대 아닙니다. 이런 시기가 오면 마음의 변화를 지켜보는 공부에 매진하세요. 마음이 움직일 때 몸에서는 어떤 변화가 나타나는지 유심히 느끼고 공부하기 바랍니다.

의학에도 관심을 갖고 중생의 몸과 부처의 몸이 어떻게 다른지 탐구하기 바랍니다. 예부터 부처와 도인은 모두 명의였습니다. 지금도 티베트 사람들은 병이 나면 병원에 가지 않고 스님을 먼저 찾아갑니다. 병이 생기는 원인을 누구보다 잘 알고 있기 때문입니다.

구름이 끼었다고 다시는 태양을 보

지 못할 것이라 생각하는 사람은 아무도 없습니다. 먹구름이 사라지면 밝은 태양이 나타난다는 변하지 않는 마음이 있듯이 수행의 끈을 놓지 않고 정진하면 반드시 여래의 그림자를 만날 수 있습니다. 자신도 부처의 몸으로 태어났다는 믿음을 더욱 굳게 가지십시오. 부처가 되겠다는 의지를 다시 마음에 심는 기회가 될 것입니다.

의학과 과학에도 매진해 마음에 추호의 의심이 생기지 않게 하십시오. 지식이 쌓이면 번뇌도 많아지지만, 부처가 되었을 때 중생을 교화하는 데 크게 도움을 줍니다. 중생의 지식은 고통이어도 부처의 지식은 중생을 살립니다.

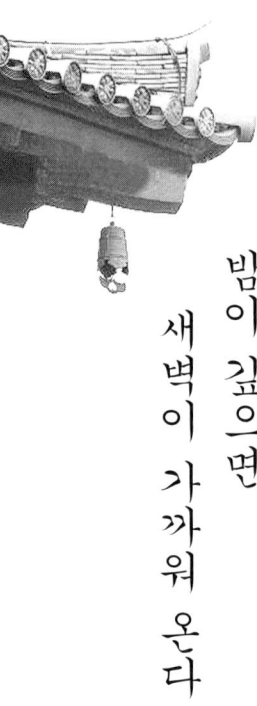

밤이 깊으면 새벽이 가까워 온다

위와 장이 많이 굳은 사람일수록 와선을 할 때 통증이 심합니다. 이런 사람은 와선에 더욱 매진해야 합니다. 그 통증은 본인이 만든 것입니다. 그 통증을 나의 것으로 인정하고 몸을 던져 절 수련과 와선, 행선, 좌선을 부지런히 하다 보면 반드시 통증이 사라집니다.

호흡이 깊어지는 시기에 이르면 몸과 마음이 힘들고 예민해지기도 합니다. 이때는 만사를 제쳐 두고 지도자의 조언을 구하거나 외부와 차단된 곳에서 안정을 찾길 권합니다. 몸 구석구석에서 일어나는 통증과 무기력, 변화무쌍한 감정이 힘겨워 수련을 놓아 버리기도 하기 때문입니다.

몸의 통증은 단기간에 집중적으로 할수록 강도가 세게 일어납니다. 수련 방식은 자기가 선택하는 것입니다. 자연 치유력을 빠른 시간 안에 얻으려면 소나기나 우박 같은 고통을 여러 번 만나야 합니다.

가랑비에 옷 젖듯이 시간을 길게 잡고 수련에 임하는 것도 좋습니다. 낙수로 바위를 뚫겠다는 마음을 가지십시오. 당장에 무언가를 얻겠다는 욕심을 버리고 담담하게 해가는 지구력이 필요합니다.

마음이 종잡을 수 없이 예민해지는 시기에 수련을 포기하는 사람들을 많이 보았습니다. 시간이 지난 후에 다시 시작하려면 심신의 상태는 더욱 불안정해져 있을 것이고, 부정적인 생각과 선입견이 가로막아 수련과 다시 연을 맺기 힘들어집니다.

불행이 있어야 행복이 있고, 어둠이 있어야 밝음이 있지 않을까요? 수련하면서 일어나는 육신의 고통과 마음의 갈등은 누구의 탓도 아니고 피해 갈 수 있는 것도 아닙니다. 내 몸과 내 마음에서 일어나는 나의 반응입니다. 누가 준 것이 아니라 내가 만든 것이지요. 그 반응은 언제나 정직하게 일어납니다. 인과에 순종하십시오. 내가 살아온 흔적이 고스란히 반영되고 있는 내 업이니까요.

몸과 마음이 너무 힘들어 수련이 어렵다면 마음을 가만히 살펴보세요. 아프고 힘들다고 불안해하거나 힘겨워 말고, 생각과 감정에 휘둘리지 말고, 그냥 자신을 모두 놓고 고요하게 돌아보는 겁니다. 다시 용기를 내어 규칙적으로 몸과 마음을 이완하고 여유 있는 긴 호흡만 지켜보면 됩니다.

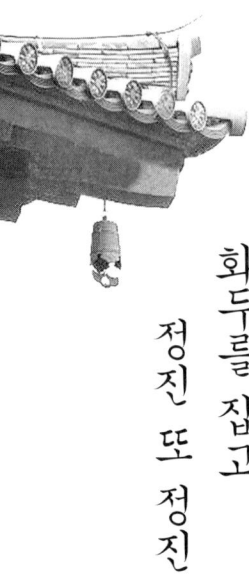

화두를 잡고 정진 또 정진

사실 생각을 떨친다는 것은 아주 힘든 일입니다. 마음자리를 정확하게 잡아내야 생각이 없어지는데, 어느 것이 내 참마음인지 아는 게 너무 어렵기 때문입니다.

제 경험으로는 임맥과 독맥이 열릴 시기가 되어야 마음자락을 알고 마음자리를 찾는 공부에 돌진할 수 있습니다. 몸이 이완되고 호흡이 안정되어야 마음을 포착할 수 있다는 의미입니다. 몸과 마음을 이완시키면서 의수단전(意守丹田)을 지속하다 보면 몸이 건강해지면서 마음자리가 보입니다. 그리고 에너지가 돕니다.

누구나 마음공부를 계속하면 청청한 마음자리를 볼 수 있습니다.

다른 생각이 들어오면 단전에 의식을 두면서 지우십시오. 화두는 임맥과 독맥이 열리기 직전에 잡아야 합니다. 도교에서 연정화기라고 하는 지점입니다.

이때는 단전이 꿈틀거리므로 오직 단전에 몰입할 수 있습니다. 단전에 힘이 생기고 기가 축적되었을 때 화두를 잡으면 참나를 찾는 데 크게 진전이 있습니다. 단전과 몸이 제대로 이완되지 않은 상태에서 화두를 잡으면 머리가 경직되고 상기됩니다.

몸에 병이 있는 수행자는 짧은 시간에 많은 변화를 느낄 것입니다. 좋은 현상이기는 하지만, 그만큼 자신의 몸이 좋지 않았다는 증표이기도 하지요. 건강한 사람은 몸의 변화를 잘 못 느끼지만 분명 호전되고 있습니다. 호흡이 1분대로 길어질 때 에너지가 강력하게 돌고 몸이 급격히 좋아지는 것을 느끼게 됩니다.

몸이 급격한 변화를 느끼는 이유는 근육과 신경이 이완되었다 경직되었다를 반복하기 때문입니다. 그러다 호흡이 깊어지고 안정되면 마음도 잡히고 에너지가 넘칩니다. 일 년 동안 꾸준하게 하루 한두 시간씩 몸을 이완시켜 주어도 건강을 되찾을 수 있습니다.

몸과 마음을 이완해야 할 시점이 오면 와선할 때 방석을 낮게 해서 진짜 이완의 경지를 느껴 보세요. 몸과 마음이 제대로 이완되는 느낌을 안 수행자는 성공한 수행자입니다. 이때부터는 결가부좌를 하고 하루 종일 앉아 용맹정진할 수 있습니다. 자신의 본모습을 보고 무심(無心)이 존재한다는 사실을 알게 될 것입니다.

기운이 축적되면서 화후가 일어날 때 마음이 움직이면 기가 통하지 못합니다. 마음에서 올라오는 분노와 원망을 생각만으로 놓기는 힘듭니다. 때가 있습니다. 목 주변과 식도 신경(도교에서는 십이중루라고 한다)이 열리고 나서야 마음이 안정되고 본래의 참모습이 보이지요. 단전에 생각만 두어도 나쁜 감정들이 사라집니다. 몸과 마음이 둘이 아니라는 사실을 깨닫게 되지요.

누구나 마음공부를 계속하면 청정한 마음자리를 볼 수 있습니다. 머리는 맑아지고, 몸은 가벼워지고, 몸과 마음은 텅 비어 버립니다. 그 경지를 맛본 사람은 쉽게 잊지 못합니다. 이 시기가 되어서야 마음의 본질을 알게 되고 견성(見性)을 했다고 할 수 있지요. 평생의 습관과 업장을 지속적으로 지워 내야만 해탈할 수 있습니다. 이를 두고 선지식인들은 '돈오점수(頓悟漸修)'라고 했습니다.

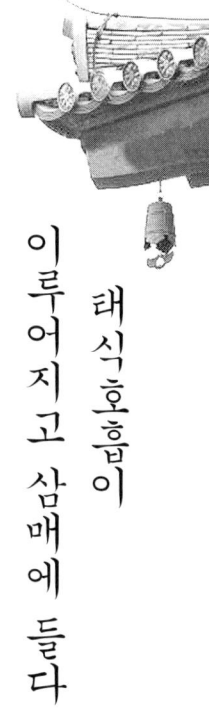

태식호흡이 이루어지고 삼매에 들다

평소에는 생각도 나지 않던 일들이 좌선을 하면 떠오르고, 미래에 대한 불안으로 시달립니다. 무수한 생각들이 폭포수처럼 들어오지요. 그것은 통과 의례일 뿐입니다. 마음이 움직이면 빨리 호흡을 안정시키십시오. 무슨 일이든 절망하거나 포기하지 말고, 부정적인 생각과 열등감을 줄이고, 늘 평온을 유지하려고 노력하십시오.

시간이 없어 수련을 못 하는 것이 아니라, 수련을 하면 시간을 벌 수 있다고 생각을 바꾸십시오. 먹어야 기운이 생긴다고 음식에 집착할 것이 아니라, 수련으로 기운을 만들고 순환을 시킨다고 생각하십시오.

수련이 지루하지 않으려면 빠른 시일에 몸과 마음의 변화를 느끼는 게 중요합니다. 견디는 것과 즐기는 것은 성취도에서 확연히 다른 결과를 내니까요. 다음 세 구절을 늘 새기면서 용맹정진하기 바랍니다.

기만불사식(氣滿不思食, 기가 충만하면 밥 생각이 없고)
정만불사음(精滿不思淫, 정이 충만하면 음란한 생각이 없고)
신만불사수(神滿不思睡, 신이 충만하면 잠 생각이 없다)

임맥과 독맥을 뚫는 과정에 있는 사람은 장이 풀리는 소리가 나고, 호흡이 길어지고, 얼굴에서 광채가 나고, 따뜻한 기운이 단전에서 돌고, 아픈 사람을 보면 아픈 부위를 느끼게 됩니다. 도의 꼬리를 잡고 입문하고 있는 중이지요.

임독맥을 뚫고 소주천이 일어나면 기맥이 뚫리면서 사타구니와 다리가 풀립니다. 몸이 가볍고 발이 따뜻해집니다. 이제는 온몸의 막힌 곳이 뚫리면서 병에서 자유롭게 되지요. 또한 정신세계가 열립니다. 학생들에게 공부하라고 얘기할 필요가 없습니다. 뇌 세포가 살아나 공부가 저절로 이루어지니까요.

차츰 축기가 이루어져 소주천, 대주천이 돌면 삼매에 들 수 있습니다. 폐로 호흡해서는 결코 삼매에 들 수가 없지요. 내호흡(태식호흡)이 이루어져야 삼매가 가능합니다. 태식호흡이 일어나기 전에는 삼매도 없습니다.

배꼽 주변의 무수한 혈관과 신경이 바로 펴져 대장이 아래로 내려가게 됩니다. 대장이 내려가야 폐 공간이 넓어지고, 폐 공간이 넓어져야 깊고 부드러운 복식호흡으로 복압이 올라가지요. 복압이 높아지면 호흡을 하지 않아도 대기압의 작용으로 인체가 필요한 산소를 공급받게 됩니다. 그래서 삼매에 들어도 산소 결핍이 일어나지 않는 것입니다.

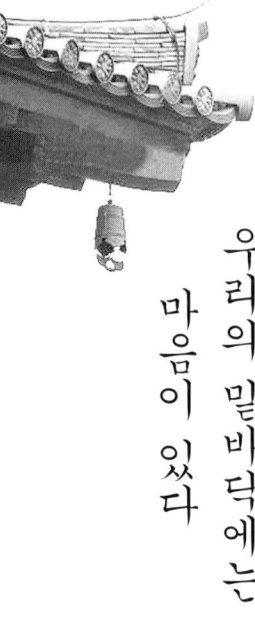

우리의 밑바닥에는 마음이 있다

수련은 몸과 마음을 함께 닦는 것이기에 몸과 마음의 분열이, 생각과 행동의 괴리가 적은 사람일수록 도를 빨리 이룹니다. 기대와 이상은 높지만 몸은 고생하기 싫어 노력하지 않는다면 그만큼 몸과 마음은 병들게 됩니다. 몸이 있는 곳에 마음을 두지 않는 삶을 산다면, 아는 것과 행동하는 것이 일치하지 않는다면, 죽을 때까지 병에서 자유로울 수 없을 것입니다. 그래서 수련을 할 때는 몸의 변화도 중요하지만 마음도 잘 살펴야 합니다. 그동안 붙들고 있던 마음의 짐을 하나씩 덜어낼 때마다 굳은 신경이 풀리고 이완되는 것을 느끼게 됩니다.

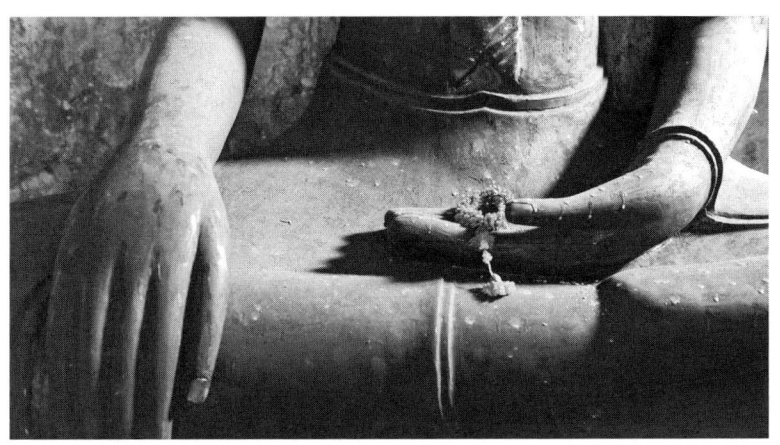
마음을 내려놓지 않으면 몸은 절대 이완되지 않습니다.

상대가 내 생각을 들어 주지 않을 때는 침묵하십시오. 사람은 누구나 자신이 원하는 대로 살고자 합니다. 상대가 나와 같은 삶의 방식을 원하지 않는다면 인정해야 합니다. 안타까운 마음에 조언은 할 수 있지만, 상대가 원하지 않으니 내려놓아야 하지요. 때가 오면 상대도 알게 될 것입니다. 그때를 준비하십시오.

가족이라는 이름으로, 사랑이라는 이름으로 상대에게 내 욕심과 기대를 요구하고 있지는 않은지, 내 생각을 고집하지는 않는지 돌아보고 마음을 비워야 합니다. 내 마음이 무엇을 진짜 원하는지 살피고, 그것을 있는 그대로 선언해서 사람들과의 관계나 여러 환경 속에서 조율하십시오. 내가 남의 인생에 간섭하고 침범하는 것도 경계해야 하지만, 나 자신의 삶도 남이 침범할 수 있는 빌미를 주지 않도록 중심을 잡으세요. 내 마음 그대로를 솔직하게 말하고, 당당하게 행동하고, 마음을 감추지 말고 자연스럽게 행동하는 습관을 길러야 합니다.

마음을 내려놓지 않으면 몸은 절대 이완되지 않습니다. 몸이 이완되지 않으면 깊은 호흡을 할 수 없지요. 몸을 이완시키는 데는 무엇보다 마음의 안정이 제일 중요합니다. 늘 마음을 편하게 유지하고, 밑바닥에 깔려 있는 마음들이 일어나지 않도록 단전을 바라보면서 깊은 호흡을 해야 합니다. 이때 호흡은 천천히 깊은 호흡을 하되, 폐가 압력을 받지 않도록 조심하십시오.

"자신의 밑바닥에 있는 마음을 잘 보고 솔직하게 표현해야 한다."

두고두고 마음에 새기십시오.

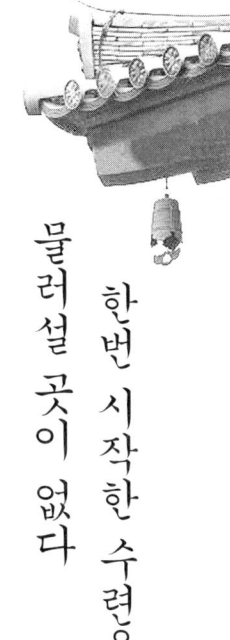

한번 시작한 수련은 물러설 곳이 없다

　수련은 뚜렷한 각오를 갖고 시작해야 하고, 절박한 심정으로 임해야 합니다. 자신의 몸과 마음에 큰 변화를 느끼면서 주변 사람들에게 수행을 권장하기도 하는데, 신중하게 처신하기 바랍니다. 나에게 좋다고 주변 사람에게 가볍게 권유하지 말고, 본인 스스로 간절히 구할 때를 기다리는 것이 좋습니다. 서두르거나 권유에 의해서 수행을 시작하면 쉽게 흥미를 잃거나, 부정적인 생각으로 인연을 다시 맺기 힘들어질 수도 있습니다.

　자신이 수련을 통해 무엇을 얻고 싶은지, 원하는 바를 얻기 위해 최선을 다할 준비가 됐는지 다시 살펴보는 것이 좋습니다. 구체적인 목표를 세우고 일로매진해야 뜻을 이룰 수 있습니다.

우리가 살아가면서 겪는 많은 고통에서 벗어나기 위해서는 병이 생길 만큼 치열하게 살았던 삶보다 열 배, 백 배의 노력을 해야 한다는 사실을 잊지 마십시오. 근본적인 자연 치유력을 살리고 내 안의 참나를 찾아 건강하고 지혜로운 생활을 지키겠다는 마음이 생겼다면, 100일이든 6개월이든 시간을 정해 놓고 꾸준히 정진하기 바랍니다. 밥을 챙겨 먹듯이 숨 쉬는 것도 놓치지 말고 챙겨야 합니다.

우리는 수련 과정에서 피할 수 없는 고통과 만나게 됩니다. 그 고통을 즐겁게 받아들이십시오. 그동안 병들고 굳었던 구석구석이 아프고 몸살도 심하게 앓게 될 것입니다. 몸이 처지고, 힘이 없고, 속이 메슥거리고, 머리가 어지럽고 하는 아주 다양한 고통이 따라올 것입니다. 이 순간이 힘들어 수련을 포기하거나 돌아서는 사람들을 많이 봅니다.

순간의 고통에 매몰되어 있으면 그 고통에서 벗어나지 못합니다. 오히려 심신을 고생시

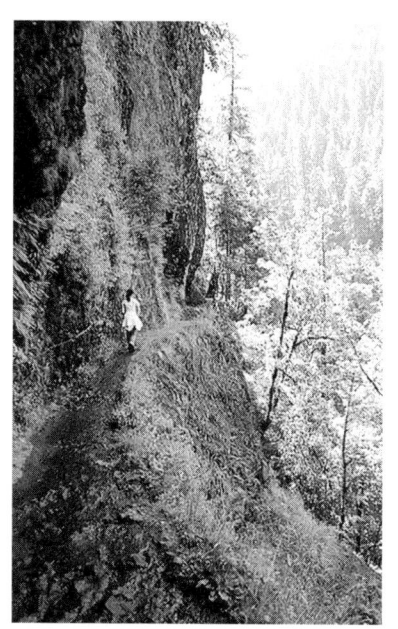

가벼운 등산은 몸을 이완시킵니다.

킨 자신의 삶을 돌아보고 참회하십시오. 절로 눈물이 날 때가 옵니다. 맺히고 응어리진 생각과 기억들이 눈물과 함께 닦여 나갈 것입니다. 고통을 피하려고 하면 벗어날 수가 없습니다. 오히려 기꺼운 마음으로 받아들이고 고(苦)와 락(樂)이 따로 없는 도심(道心)을 향해 전진하세요. 호흡이 길어지는 만큼 마음을 찾아갈 것입니다.

그동안 길들여진 감정과 행동에 휩쓸리지 말고, 자신의 생각과 판단에 사로잡히지 말고, 오로지 호흡만 살피면서 마음을 지켜 가십시오. 그럼 밝은 마음, 여유로운 마음, 자신감과 의욕이 생깁니다. 새롭게 자신이 태어날 수 있다는 믿음과 확신이 생깁니다.

이때는 인위적으로 호흡을 하는 만큼 자율 신경이 민감해지는 시기입니다. 횡격막 부위가 굳고, 감정의 변화가 심하고, 외부 자극에 민감해지고, 소화가 안 되고, 가슴이 답답해지고, 힘이 빠질 때가 옵니다.

이 상태를 빨리 벗어나려고 호흡에 매달리면 오히려 화를 자초할 수도 있습니다. 이때는 철저한 이완이 필요합니다. 민감해진 자율 신경을 달래 줄 필요가 있다는 말입니다. 자연호흡으로 돌리고, 등산과 산책을 하고, 낮은 방석으로 와선을 하십시오. 좌선을 며칠 쉬어도 좋습니다. 번거로운 일상에서 벗어나 안정을 취하십시오. 이런 현상은 임맥과 독맥을 뚫을 때까지 계속 반복될 것이니 침착하게 대처해야 합니다.

한번 호흡을 건드리면 뒤로 물러설 수가 없습니다. 어차피 돌아갈 수 없다면 더욱 힘을 내십시오. 저 산을 넘으면 보물을 캘 것입니다.

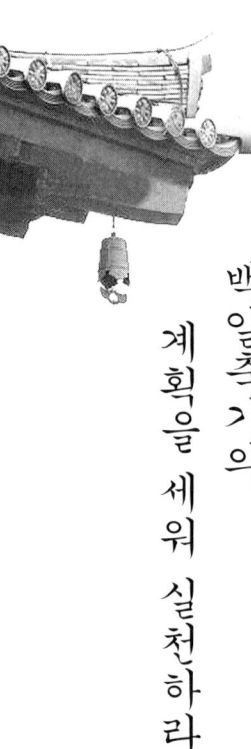

백일축기의 계획을 세워 실천하라

　백일축기(百日築基)란 살면서 잃어버린 정과 기를 보강하여 정만기족(精滿氣足)의 상태를 이루고자 하는 데에 그 뜻이 있습니다. 몸의 질병을 없애고 손실된 정을 회복하여 '힘'을 되찾는 것이지요. 강력한 불을 얻으려면 충분한 땔감이 있어야 합니다. 백일축기 동안 절제된 생활과 몸에 좋은 습관을 익혀 앞으로의 수련 생활에 밑받침이 될 몸과 마음가짐을 갖추도록 해야 합니다.

　굳이 기간을 정하고 형식을 가질 필요는 없겠지만, 아직 미숙한 수련자라면 최소한 자기와 약속을 하고 지키면서 스스로의 마음을 다잡는 기회로 삼으면 좋을 것입니다. 몸 상태와 공부의 정도에 따라 하루 금식이나 단식을 할 수도 있습니다.

1. 하루 540배의 절 수련을 생활화한다. 자신을 내려놓는 수련이 절 수련이다. (아침 108배 2회, 저녁 108배)
2. 직장인들이라면 주경야독하는 생활을 한다. 개인 수련은 새벽과 야간으로 집중하고, 낮에는 일상생활로 수행을 삼는다.
3. 육근육식(六根六識)을 청정히 하도록 늘 살핀다. 특히 보는 것, 듣는 것, 말하는 것, 생각하는 것에 지나치게 마음을 빼앗기지 않도록 한다. 가능하면 수행에 관한 대화 외에는 묵언을 한다.
4. 갈등이 생기거나 근심이 생기더라도 휘말리지 않도록 늘 호흡을 길게 하고 마음의 중심을 지키도록 한다. 늘 의수단전하면서 생활한다.
5. 잠자리에 들기 전에 그날 있었던 감정과 생각의 찌꺼기를 말끔히 태운다.
6. 위로는 깨달음을 구하고 아래로는 중생을 교화하는 '상구보리 하화중생(上求菩提 下化衆生)'을 늘 새기고, 만인과 만물에 하심한다.
7. 마음이 힘들거나 불편해지는 사람을 만날 때는 기꺼이 나의 공부로 여겨 시비분별(是非分別)하는 마음을 버린다.
8. 피하지 말고 물러서지 않는다. 갈등과 번뇌가 있는 그곳에서 보리(지혜)가 나온다. 넘어지는 그곳에서 다시 우뚝 서도록 한다. 피눈물을 흘려서라도 포기하지 않는다.

6

전문 수행자를 위하여

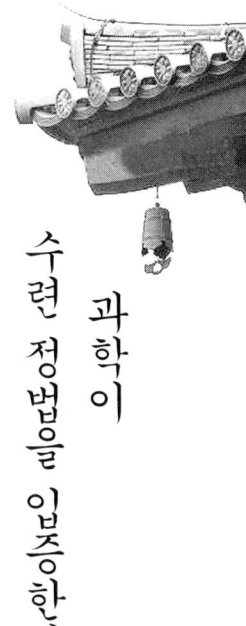

과학이 수련 정법을 입증한다

지금까지 저는 그동안 수행 과정에서 겪은 체험들을 과학적 용어로 설명하고자 긴 글을 썼습니다. 석가모니 부처님 이후 지금까지 2,600년이란 긴 세월이 흘렀지만, 그 누구도 수행자의 몸에서 나타나는 여러 가지 현상들에 대해 과학적, 의학적으로 밝혀낸 사실이 없다는 것을 상기하시면서 여러분은 이 글을 읽어 주시기 바랍니다.

이 글이 불교를 연구하시는 분이나 경전을 편찬하시는 분, 선방에서 수행자를 지도하시는 스님, 각 수행 단체의 지도자 들에게 인체를 연구할 수 있는 기초 자료가 되기를 간곡히 발원합니다. 종교를 연구하시

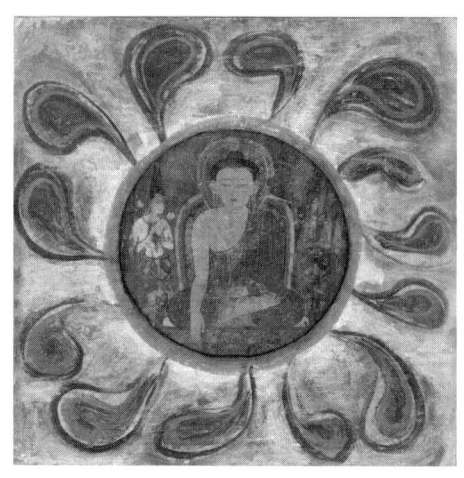

정법대로 참선 수행을 하면 그 징표가 반드시 몸으로 나타납니다.

는 학자와 의학을 연구하시는 과학자, 정신세계를 탐구하는 모든 분들에게도 좋은 연구 자료가 되기를 함께 발원하는 바입니다.

역사적으로 내려온 수행 지침서를 탐독해 보았지만, 아직까지 수행에 성공한 부처님이나 도인들의 몸에서 나타난 물리적 현상에 대해 과학적으로 설명한 책은 보지 못했습니다. 다시 말해 부처님의 몸에 나타난 32상 가운데 마음 장상에 대해 명쾌한 설명을 못 하고 있습니다.

정법대로 참선 수행을 한 수행자들은 반드시 그 징표가 몸으로 나타납니다. 이를 과학으로 증명하지 못하다 보니 너도나도 도를 빙자하여 부처님을 팔고, 생계를 유지하는 상업적 전용물로 이용하고 있습니다.

제 몸에서 나타난 몸과 마음의 연관성을 과학적으로 밝혀내어 더 이상 혹세무민하는 사람들로부터 상처 입는 사람들이 없기를 바라는 마음입니다. 물론 수행자 여러분들에게도 저의 체험을 꼭 전해 드리고 싶습니다.

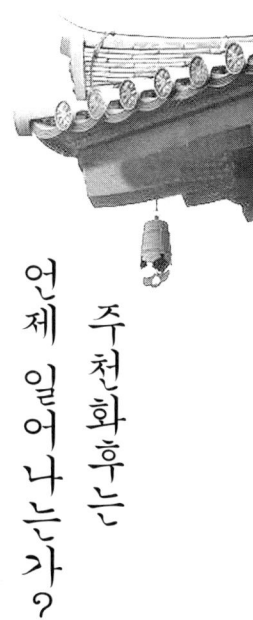

주천화후는 언제 일어나는가?

주천화후는 단전에 모여 있는 신기가 온몸에 퍼져 발까지 따뜻해지는 현상입니다. 심장에서 나간 피가 곧바로 발까지 전달되었다는 의미이지요. 세포에서 병균을 치유할 때 일어나는 열과는 다릅니다. 정(精)이 기화되려고 할 때 나타나는 현상이지요. 그럼 언제 주천화후가 일어날까요?

횡격막이 조금씩 아래로 내려온다 → 폐가 커진다 → 위장이 밑으로 내려온다 → 폐는 밑으로 커지고 횡격막이 더 내려온다 → 복압이 높아진다 → 대정맥을 통해 심장으로 들어오는 피가 힘차게 올라오며 혈액 순환이 원활해진다 → 전신이 이완되어 모세혈관과 신경까지 모두 이완된다 → 스트레스 호르몬은 분비되지 않고, 이완 호르몬이 분비되어 혈액 순환이 왕성해진다 → 활성산소가 생성되지 않아 면역력이 좋아진다.

주천화후가 일어나는 시기는 횡격막이 최대한 밑으로 내려왔을 때, 즉 약 5센티미터 밑으로 내려왔을 때입니다. 횡격막이 1센티미터 내려올 때마다 호흡량은 300cc 증가합니다. 1,500cc를 더 흡입할 수 있을 때 주천화후가 일어나는 것이지요.

폐 공간이 크면 클수록 위와 장은 복압을 받기 때문에 복부 아래 피가 심장으로 줄줄 흘러 들어갑니다. 심장이 뜨거운 피를 보내니 단전이 뜨거워질 수밖에 없지요.

이때는 바깥세상과 담을 쌓고 수행에만 전념해야 합니다. 약 10개월가량 지속하면 질병이 모두 치유됩니다. 이를 '시월양태(十月養胎)'라고 옛사람들은 얘기했습니다. 태아가 모태에서 자라는 10개월의 기간에 비유한 말입니다.

10개월은 상징적인 기간일 뿐입니다. 약 10개월 가까이 지극정성으로 수행하면 모든 질병이 치유되고, 다리 저림이 사라지고, 손발이 뜨끈해집니다. 전신의 세포가 어린아이처럼 살아 숨을 쉬게 되지요.

연정화기와 주천화후는 누구나 좋은 스승 아래에서 정성을 다해 수련하면 달성할 수 있습니다. 여기서 조심할 것은 어떤 수행법이든 반드시 몸과 마음에 징표가 일어나야 한다는 것이다.

도를 향한 수행의 길에는 여러 방법이 있습니다. 그것이 정법이라면 몸과 마음에서 한결같은 반응이 일어나야 합니다. 속일 수는 없습니다. 타고 가는 뗏목이야 어떻든 간에 강을 건널 수 있어야 하지 않겠습니까? 마찬가지로 수행이 정상에 도달했을 때는 몸과 마음의 반응이 똑같아야 합니다. 진리는 둘이 될 수 없습니다.

주천화후가 일단락되면 몸에서 어떤 징표가 나타날까요? 남성은 성기가 줄었다 커졌다 합니다. 불교에서는 마음장상, 도교에서는 구축불거라 합니다. 동일한 말이죠. 여성은 유방이 축소되고 생리가 끊어지는 완경을 이루고 자궁도 축소됩니다. 마음은 무(無) 상태가 됩니다. 즉, 허공이 되어 간다는 말입니다.

이때는 어떤 것이 나를 힘들게 해도 마음이 절대 움직이지 않습니다. 화후가 일어나는 시기만 되어도 마음은 고요해집니다. 물질에 따라 마음이 요동치지 않지요. 탐진치(貪瞋癡), 삼독(三毒)이 사라집니다.

몸과 마음에서 이러한 징표가 나타나야 도에 입문합니다. 주천화후는 누구라도 도달할 수 있습니다. 여기에 이르는 과정은 과학적이고 논리적입니다. 밖에서부터 어떤 절대자가 나를 이끌어 준다고 생각하면 도와는 거리가 멀어집니다. 반드시 몸을 던져 차곡차곡 밟아 가면 누구든 주천화후까지 갈 수 있습니다.

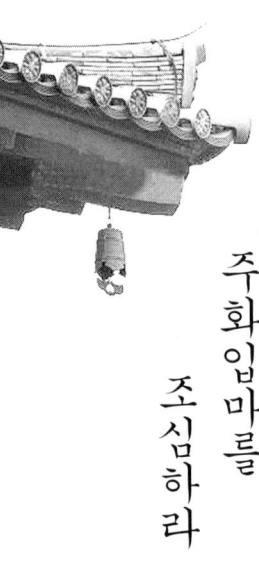

주화입마를 조심하라

수행자라면 누구나 한 번은 겪고 넘어가야 할 마(魔)의 고개가 '주화입마(走火入魔)'입니다. 우선 수행을 하고자 하는 목적이 무엇인가를 명철히 짚어 보십시오. 여러 사유가 있을 것입니다. 내가 누구인지 깨닫고 싶어서, 내 몸에 있는 병고에서 해방되기 위해서, 남들이 부러워하는 신통력을 갖고 싶어서 등등이 있을 것입니다.

가장 핵심은 깨달음, 마음자리를 찾는 것입니다. 많은 사람들이 마음자리는 뒷전에 두고 신통력이나 단전호흡 기술에만 관심을 쏟는 나머지 마의 고개인 주화입마에 빠지게 됩니다.

아직도 주화입마로 많은 수행자들이 요절하고 있다는 사실을 잊지 마십시오. 수행자가 이 고개를 넘지 못하면 결국 마경에 떨어져 불구의 몸이 되고 맙니다. 수행을 하고자 하는 사람도, 질병을 고치고자 하는 사람도, 신통력을 갖길 원하는 사람도 반드시 주화입마의 과정을 명확히 알고 넘어가야 합니다.

수행자의 마음은 기본적으로 하늘과 닮아 있어야 합니다. 부처의 자비심이 가득 담겨 있어야 하죠. 원래 우리의 마음은 부처와 같은데, 그 마음을 낼 생각은 하지 않고 오로지 신통력에만, 초인적인 능력에만 욕심을 내다 보니 주화입마에 걸리는 것입니다.

설악산 맑은 물을 소가 마시면 우유가 되고, 뱀이 마시면 독이 됩니다. 왜 우주 공간에 있는 산소를 똑같이 마셔도 어떤 이는 도인이 되고, 어떤 이는 요절하는 것일까요? 수행이라고 아무나 하는 것이 아닙니다. 기본적인 인체의 원리를 모르고 하늘에서 무언가 뚝 떨어지기를 바라고 수행한다면 그 수행자는 요절에서 벗어나지 못합니다.

유전적으로 입력된 호흡을 인위적인 호흡으로 바꾸려 할 때는 반드시 유전 정보를 능가하는 정보를 가지고 있어야 합니다. 인체가 어떤 원리로 호흡하는지 모르면 반드시 벽에 부딪힙니다.

깨달음이란 무엇인가? 사람들은 깨달음에 대한 원리도 이해하지 못하면서 깨달음에 대해 많은 얘기를 합니다. 말과 이론만으로는 깨달음과 마음자리에 대해서 설명할 수 없습니다. 요약해서 이해를 돕자면, 여러분이 느끼는 행복과 불행은 어떤 기준으로 나뉘는 것입니까? 바로 거기에 여러분의 참모습이 감추어져 있습니다.

　불행과 행복은 여러분 스스로가 만들어 내는 것입니다. 절대 마음 밖에 있지 않습니다. 고해는 내 몸속에 있지, 밖에서 오지 않는다는 사실을 명심하십시오. 마음자리를 찾고자 하는 단계에서 구체적으로 인체 구성 원리를 깨우쳐 수행하면 주화입마의 고개를 넘어서서 연정화기에 다다를 것입니다. 내 몸이 우주와 한 덩어리가 되는 순간이지요. 그때부터 점점 마음이 없어집니다.

　내 마음이 없어지는데, 거기에 무엇이 남겠습니까? 행복과 불행도 감지할 줄 모릅니다. 내가 없어지는데, 어찌 행복이 느껴지고 고해가 느껴지겠습니까? 행복을 만들어 내는 것도 본인이고, 불행을 만들어 내는 것도 본인입니다. 그 속에 원래의 '나'가 없다면 불행이 어디 있으며, 행복이 어디 있겠습니까? 이것은 삼매에 들어가 보지 아니한 사람은 이해할 수가 없습니다.

　주화입마가 왜 오는지에 대해 설명하기 전에 음양오행에 대해 간략히 설명하겠습니다. 주화입마, '불이 달리니 마가 들어왔다'는 뜻입니다. 수(水)는 신장에 해당하고, 화(火)는 심장, 목(木)은 간, 금(金)은 폐, 토(土)는 비장입니다. 음양오행으로 해석하면 주화입마의 화는 불을 뜻하고, 심장을 의미합니다. 심장은 마음이므로 화는 마음을 뜻하기도 하지요. 누구든 몸에서 열이 발생될 때 마음도 움직입니다. 불안하기도 하고, 사람이 보기 싫기도 하고, 초조하고, 화가 나기도 합니다. 도저히 마음이 관리가 안 되는 시기입니다. 이때 마음을 엉뚱한 곳으로 돌리면 반드시 마가 들어옵니다. 모두 머리에서 벌어지는 현상이지요. 그래서 뇌 신경이 급격하게 손상되기도 합니다. 정말 무서운 시기입니다.

이 시기에 밝은 지도자를 만나지 못하면 대부분은 마경으로 빠져들게 됩니다. 저도 6개월간 화성에서 온 사람과 같이 얘기하면서 놀았습니다. 남들은 못 보는데 내 눈에는 보이니까, 그것도 아주 선명하게 보이니까 신통으로 해석했습니다. 나중에는 눈을 뜨고 있어도 보였습니다.

인체가 정보를 전달하는 방법에는 두 가지가 있습니다. 첫째, 전신의 신경을 통해 전달하는 방법입니다. 우리 몸에는 지구를 두 바퀴 반이나 돌 수 있는 신경이 쫙 펴져 있습니다. 단전을 향해 꾸준히 수행하면 마음이 없어지고 우주와 하나가 됩니다. 둘째는 호르몬을 전달해서 정보를 주고받는 방법입니다. 마음을 잘못 일으키면 우리 몸에서 공격형 호르몬이 생깁니다. 마음을 잘못 쓴다는 것은 탐, 진, 치가 들끓는다는 의미입니다. 이때 공격형 호르몬이 나와 혈관을 축소시키고, 심장 박동을 빠르게 하고, 모든 민무늬 근육을 경직시킵니다. 당연히 생각이 많아지니 피가 머리로 몰리고, 신경이 굳으면서 귀에서 소리가 들립니다. 뇌에 피가 많이 몰리다 보니 시각 신경이 눌려 이상한 것도 보이게 되지요. 이를 두고 신통력이 생겼다고 착각합니다. 이러한 현상을 수행자들은 주화입마라고 하지요. 수행자라면 절대 눈에 보이는 현상에 유혹되지 마십시오. 귀에 들리는 소리도 따라가지 마십시오. 모두 가짜입니다.

언제 제대로 보이고, 언제 제대로 들릴까요? 연정화기가 일단락되었을 때입니다. 그 시기를 주천화후라고 합니다. 세포 하나하나가 열을 발산해서 온몸이 불덩어리처럼 뜨거워지고, 신장이 부글부글 끓으면서 임맥과 독맥이 두루두루 관통합니다. 발가락, 손가락 끝까지 모든 신경이 열리고 세포가 힘 있게 살아납니다. 마음은 오간 데가 없고, 내가 공중이 있는지, 공중이 나를 감쌌는지 분간할 수 없이 우주와 내가 한 덩어리가 됩니다.

이 모든 과정을 하나하나 직접 몸으로 겪어야 합니다. 차곡차곡 절차를 밟지 않고 갑자기 피가 머리로 올라가 신경이 다치는 현상은 초인적인 능력이 아닙니다. 신이 내려왔다고 착각해서도 안 됩니다.

내 몸으로 직접 한 단계, 한 단계 수행 절차를 밟아 가다 보면 화후가 일어나고, 그 단계를 넘어 2년가량이 지나면 주천화후가 일어나고, 주천화후가 일어나면 내 몸에서 신비로운 현상이 일어납니다. 그 과정에서도 마음을 움직이지 않고 오로지 단전을 향해 수행하면 임맥과 독맥이 열리고, 그때 내가 우주가 됩니다. 마음이 없어집니다. 마음자리를 확연히 느낄 수 있지요. 상대가 뭐라 해도 스트레스를 받지 않습니다. 어떤 경우에도 두려움이 일어나지 않습니다.

수행은 한두 달 만에 성과를 거둘 수 있는 것이 아닙니다. 오랜 시간 인내와 근기를 가지고 수행해야 바라는 것을 얻을 수 있습니다. 최소 하루 2~4시간씩 할애해서 2년 정도 꾸준히 수련하십시오. 반드시 행복이 무엇인지, 진정한 깨달음이 무엇인지, 마음자리가 어디인지 알게 될 것입니다.

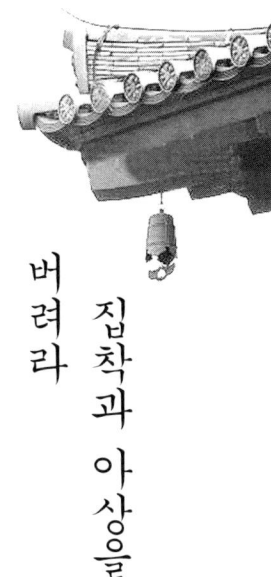

집착과 아상을 버려라

　내 몸에 병이 찾아온 원인을 가만히 살펴보면 집착에서 왔음을 알게 됩니다. 돈이든, 명예이든, 사람이든, 일이든, 그것에 대한 강한 집착이 병을 불러옵니다.
　그 다음으로는 아상(我相)입니다. 나를 앞세우는 마음이지요. 내 중심으로 세상이 돌아가기를 바라고, 나를 알아주기를 원하는 마음을 놓지 않으면 안 됩니다. 집착과 아상으로 내 마음이 평온하지 않으면 결코 몸이 이완되지 않습니다. 내 몸이 이완되지 않고는 깊은 호흡이 될 수 없지요. 결국 신경 전달 호르몬이 분비되지 않아 모든 민무늬 근육이 경직되어 병이 오는 것입니다. 한 호흡 한 호흡에 간절함을 담아야 합니다. 애절한 마음으로 호흡을 하지 않으면 이완되지 않습니다. 호흡하는 매 순간마다 온 마음을 담아 간절하게 수행하십시오.

아상을 버리는 수행법으로는 절 수련이 좋습니다. 한 호흡에 절 한 번 하기가 힘든 수행자는 호흡은 무시하고 절부터 먼저 익히십시오. 절을 충분히 익혔다면 호흡에 맞춰 절을 하는 법을 배워야 하는데, 마음이 흐트러지면 호흡이 되지 않습니다. 절을 할 때는 천천히 하더라도 마음을 가다듬고 한 호흡에 절을 한 번 하도록 합니다. 마음이 가라앉고 차분해지면 손과 어깨가 축 늘어집니다.

접족례 때에는 마음을 모두 맡기고, 무리하게 손을 꺾지 마십시오. 내려갈 때 날숨을 하고, 일어설 때는 들숨을 하기 바랍니다. 호흡이 잘 맞으면 전혀 피로하지 않습니다.

최소 2년 동안은 말없이 묵묵하게 수행해야 합니다. 진기(眞氣)가 생기고 마음자리를 찾을 것입니다. 마음자리만 포착되면 그 뒤는 안정적으로 공부가 됩니다. 고달프고 짜증이 나더라도 모두 공부로 여기고 꾸준히 가기 바랍니다.

인체의 원리를 모르는 상태에서 수행하면 평생을 해도 도와는 거리가 멀어집니다. 인체의 핵심을 깨달아야 마음자리를 볼 수 있습니다. 2년이면 가능합니다. 인체의 핵을 뚫고 나면 누구든 부처가 될 수 있습니다. 몸을 모르는데 어찌 마음을 알 수 있겠습니까? 몸과 마음을 모두 알아야 우주를 통째로 소유할 수 있습니다.

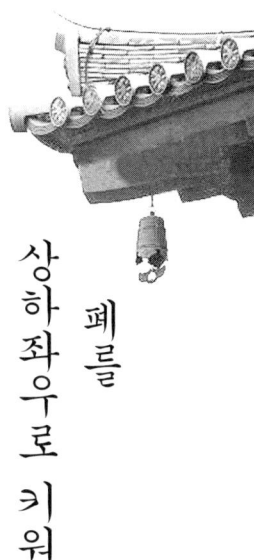

폐를 상하좌우로 키워라

 호흡 수련을 시작하면 먼저 이완을 통해 위와 장을 풀어 주면서 복식호흡(횡격막호흡)으로 장을 배꼽 아래로 최대한 내려 주어야 합니다. 폐 공간을 상하로 넓혀 주는 수행을 부단히 해야 하지요.

 이때는 횡격막이 아래로 내려가면서 위 신경을 자극하기 때문에 중완에 강한 통증이 나타나기도 합니다. 장이 아래로 내려가면서 굳은 신경을 건드려 기해에서 칼날로 찌르는 통증을 느낄 때도 있습니다. 더 시간이 가면 곡골까지 통증이 오가기도 합니다. 동시에 가슴 복장뼈에 붙어 있는 갈비뼈들이 근질거려 자신도 모르게 마구 긁기도 합니

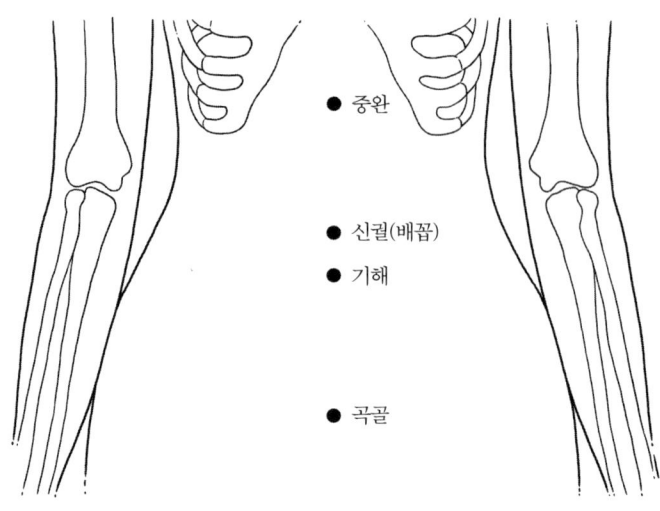

다. 등줄기 신주에서 대추 사이가 반복적으로 풀렸다 막혔다 합니다.

대부분의 수행자는 가슴을 푸느라 크게 애먹는 일이 2년 사이에 서너 번 일어납니다. 마음을 내려놓고 와선을 하면서 큰 통증을 잘 넘기십시오.

여성의 경우는 남성보다 가슴 부위에 더 많은 신경이 지나고 있기 때문에 통과하기가 보다 힘듭니다. 그래서 여성은 단중을 상단전이라고 하기도 하지요. 눈곱만큼의 응어리나 집착을 가지고 있어도 안 됩니다. 오로지 마음을 내려놓아야 건너갈 수 있습니다. 폐가 아래로 크고 좌우로도 커지려는 시기입니다. 오랜 세월 굳은 갈비뼈가 벌어지면서 폐를 키우려고 하니 얼마나 힘이 들겠습니까?

자고 나면 어깨와 목이 뻐근해서 수시로 목을 풀어 주어야 합니다. 의

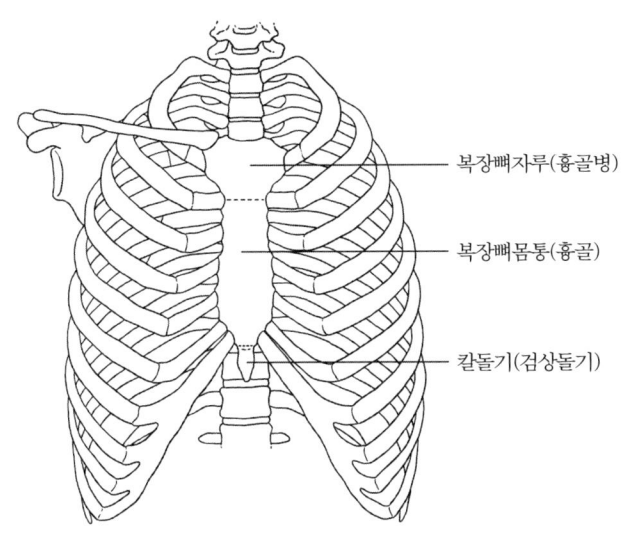

념으로 강하게 대추와 신주를 풀어 보지만 도무지 이완될 기미는 보이지 않습니다. 참으로 괴로운 시기입니다. 일시적으로 풀리기는 하는데, 속에서 뭉쳐 있는 신경을 이완시키기에는 역부족입니다.

베개를 단중 뒤에 놓고 계속 이완하세요. 불편한 감정이 올 때는 바로 풀려고 노력하세요. 하루 1시간 이상 절을 하면서 하심하면 이완이 잘됩니다. 점차 베개 높이를 높이고 머리가 더 뒤로 꺾인 듯 젖혀 이완하십시오. 대추 깊이 있던 통증이 훨씬 완화될 것입니다.

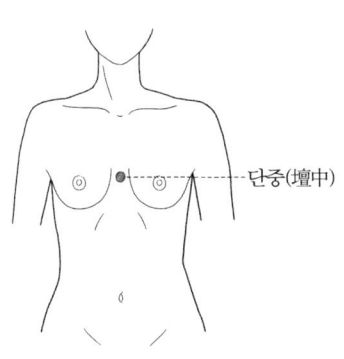

걱정하는 마음, 상대에게 기대하

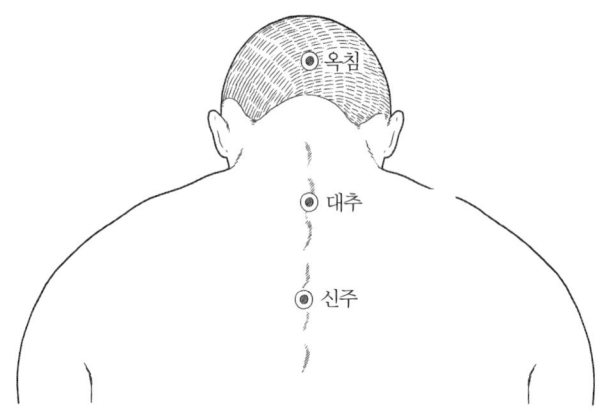

는 마음을 모두 버리고 호흡에 몰입하다 보면 점점 마음이 편해질 것입니다. 호흡도 횡격막이 사라진 듯 그 움직임을 전혀 느끼지 못하게 될 것입니다. 아랫배가 위아래로 움직이는 것만 느낄 뿐이지요. 폐압이 대기보다 낮아져 들숨이 점점 편해지고, 많은 양의 산소가 들어올 것입니다.

이제부터는 횡격막을 밀어내는 상하 호흡에서 가슴을 좌우로 조금씩 움직여 상체가 벌어졌다 오므라졌다 하는 통호흡을 해야 합니다. 들숨을 쉴 때 폐를 좌우, 상하로 늘리면서 갈비뼈와 횡격막이 같이 움직이게 하라는 말입니다. 날숨과 들숨의 길이를 같게 하려 하지 말고 편안하게 나가도록 두십시오.

들숨을 최대한 확보하는 것에만 마음을 두기 바랍니다. 폐가 밑으로 커지는 데도 한계가 있습니다. 옆으로도 풀어 줘야 합니다. 밑으로 키우기보다 옆으로 키워 주는 과정이 더 힘듭니다. 목 주변에 통증이 심하게 오지요. 끝없이 마음으로 이완해야 합니다. 도교에서는 이 과정을 두고 '충맥을 뚫는다'고 합니다.

  이것이 원활해지면 호흡이 무척 깊어지고 태식호흡으로 들어갈 수 있습니다. 몸이 이완되어야 폐를 위아래로 팽팽히 키워 낼 수 있습니다. 갈비뼈 주위를 부드럽게 열어 줘야 합니다.

  호흡을 아래로 밀다가 좌우로 넓히려 하면 다시 단전 부위가 굳을 수 있습니다. 계속 의수단전하면서 상하좌우 동시에 같이 움직여 주는 호흡을 하기 바랍니다.

  대추에서 옥침을 통과하면서 뒷목 주변의 신경이 풀리는 시기를 도교에서는 '뇌후취명(腦後鷲鳴)'이라 합니다. 머리 뒤에서 나는 독수리 울음소리라는 뜻입니다

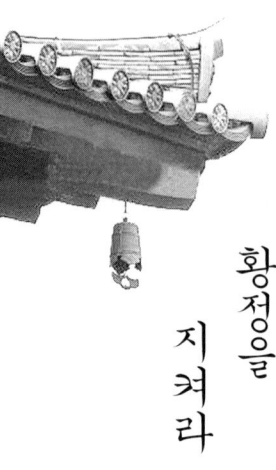

황정을 지켜라

　복장뼈에 붙은 갈비뼈를 중심으로 이완을 집중적으로 하면 굳은 가슴이 풀립니다. 등줄기의 대추 혈 깊은 곳까지 신경도 풀리고요. 어깨와 목이 편할 때는 정수리와 얼굴까지 기운이 오가는 것을 느끼고, 귀 안에서 벌레가 나오듯 간질거리고, 양쪽 귀가 뻥 뚫리는 느낌을 받게 됩니다. 신주 혈과 대추 혈 사이가 모두 풀린 듯하지만, 막상 목을 뒤로 젖혀 보면 깊은 속까지 풀리지 않았음을 느낄 것입니다.

　좌선을 할 때 결리는 곳 없이 호흡이 잘되고, 온몸에 전류가 흐르듯 저릿하고, 허공에 던져진 듯 편안할 것입니다. 버스를 타든, 지하철을 타든 호흡을 놓지 않고 지켜보게 됩니다.

이제 또 넘어야 할 산이 나타납니다. 호흡을 집중 수련하다 보니 호흡 스트레스로 인해 위산이 과다 분비됩니다. 위산 과다 때문에 생기는 부작용은 이제 누구보다 잘 알 것입니다.

호흡 변화로 인한 스트레스 → 스트레스 호르몬 분비 → 신경 전달 호르몬 결핍 → 위산 과다 → 장에 가스 발생 → 목이 붓고 숨이 안 들어옴.

심한 수행자는 더 이상 수행할 수 없을 만큼 고통스러운 시간을 갖기도 합니다. 호흡이 잘될수록 작은 마음도 일어나지 않도록 몸을 이완하는 데 온 힘을 기울이십시오.

도교에서는 '황정(黃庭)을 지켜라'라고 가르치고 있습니다. 오행에서 토(土)는 중앙을 의미하며, 신체 부위로는 비장, 위장을 말합니다. 색깔은 황색을 뜻하지요. 황정이란 바로 배꼽과 명치 사이를 말하는 것입니다. '황정을 지켜라'는 말은 위장과 대장이 올라붙지 않도록 하라는 의미입니다.

호흡이 깊어질 시기에는 위산이 많이 분비되고, 위가 아래로 내려가면서 빈 공간이 생깁니다. 이때 폐를 키우지 않으면 갈비뼈가 안으로 들어가고, 숨이 적게 들어가서 머리가 아프기도 합니다. 산소 결핍에서 오는 두통이라 할 수 있습니다. 결국 폐를 더 키워야 하고 마음으로 더 이완해야 합니다.

황정에 의념을 두라는 말은 갈비뼈 아래 위장이 있던 자리, 즉 푹 꺼진 공간을 부풀린다는 기분으로 숨을 쉬면서 폐를 아래로 늘리라는 뜻입니다. 들숨을 쉴 때 통으로 갈비뼈가 벌어지면서 통호흡이 되도록 해야 하는 것입니다.

위산 분비가 많이 되면 당연히 입맛이 당깁니다. 위 기능이 나쁠 때 위산이 과다 분비되면 그 증세를 금방 알아차립니다. 위가 좋아질 때 위산이 많이 나오면 과식을 하기 때문에 문제를 일으킵니다. 음식과 산이 섞여 장으로 넘어가면 부글부글 가스가 차게 되니까요.

이때는 호흡을 중단하고 염증을 먼저 치료하여 위와 장을 회복시킨 후 다시 수행을 시작하기 바랍니다. 소음인과 소양인에게 위하수가 많이 생긴다는 것도 참고하기 바랍니다.

식탐에 끌리지 말고 양질의 음식으로 소식하기 바랍니다. 아침은 가볍게 채식을 하고, 점심때는 마음에 점을 찍듯 허기만 면한다는 생각으로 식사를 하고, 저녁은 소화가 잘되는 음식을 소식하면서 위기를 잘 극복하십시오.

수련은 무리하지 않고, 집착하지 않고, 욕심내지 않고 꾸준히 하는 것이 중요합니다. 호흡이 잘된다고 무리하면 몸이 그만큼 고달파집니다. 더욱 여유를 가지고 이완에 힘을 쓰기 바랍니다.

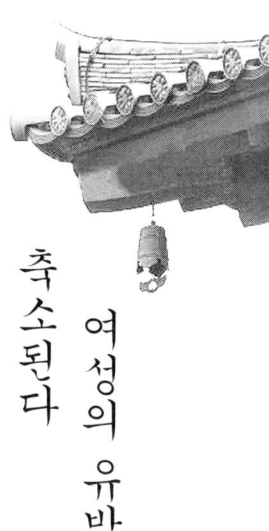

여성의 유방은 축소된다

여성이든, 남성이든 수행하면 인체에서 반드시 물리적인 현상이 나타납니다. 인체에서 나타나는 여러 반응들이 올바른지, 나쁜지를 알지 못해 수행에 실패하는 경우가 있습니다. 수행자는 여러 반응들이 일어나는 시기와 원인을 반드시 공부하시기 바랍니다.

여성 수행자의 인체에서 나타나는 물리적인 변화 중 하나는 유방 축소입니다. 수행이 깊어지는데 왜 유방이 축소될까요?

여성 수행자든, 남성 수행자든 마음이 고요하고 안정되면 몸이 이완됩니다. 몸이 이완되면 자연스럽게 호흡이 깊어지지요. 호흡이 깊어지면 횡격막이 아래쪽으로 내려갑니다. 횡격막이 내려가면 부드럽고 깊은 복식호흡으로 인하여 폐로 들어오는 공기의 양은 점점 늘어납니다. 폐로 들어오는 공기의 양이 늘어나면 폐가 앞뒤와 좌우, 아래쪽으로 커집니다. 폐가 커지면서 둘러싸고 있던 갈비뼈를 밀어냅니다. 폐가 갈비뼈를 밀어내면 갈비뼈 사이의 간격이 넓어집니다. 갈비뼈가 넓어지면서 아래로 내려가는 것을 느끼게 됩니다. 갈비뼈가 아래쪽으로 내려가면 당연히 뼈를 감싸고 있는 피부도 함께 내려가지요. 이때 유방 주위에 축 늘어져 있는 피부들이 좌우, 앞뒤 그리고 아래로 당겨지면서 팽팽해집니다. 가슴이 축소되면서 소녀의 유방이 되어 가는 체험을 하게 됩니다.

배꼽이나 몸매도 잘 관찰해 보기 바랍니다. 장이 치골 쪽으로 내려가면 배꼽도 아래로 내려갑니다. 장기들이 아래로 조금씩 내려갈 때마다 허리는 S 라인이 되어 갑니다. 엉덩이는 오리 엉덩이가 되고요. 몸매가 아주 예쁘게 변합니다.

수행이 제대로 깊어지면 인체에는 반드시 그 징표가 나타납니다. 수행자는 자신의 몸에 나타나는 모든 반응이 왜 나타나는지 물리적으로 분석해야 합니다. 부처님 몸에 나타난 32상에 대해 물리적으로 설명할 수 있어야 합니다. 과학이 없던 부처님 시절에는 물리적으로 밝히지 못했지만, 지금은 과학이 발달해 있기 때문에 사색하며 수행하면 얼마든지 원인을 밝힐 수 있습니다.

자신의 몸에서 물리적인 현상이 나타나지 않았다면 그 수행자는 아직 수행이 깊지 못하거나, 인체에 관심을 두지 않았기 때문입니다. 인체에 무지한 수행자는 부처가 될 수 없습니다.

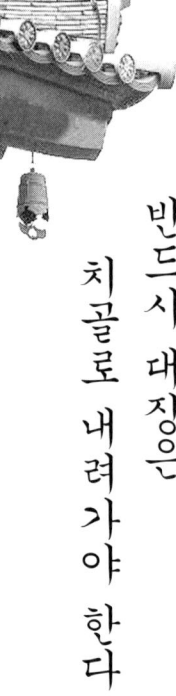

반드시 대장은 치골로 내려가야 한다

깊은 호흡을 하면 위와 장이 아래쪽으로 내려갑니다. 자세가 바르지 않아 대장이 항문 쪽으로 내려가면 허리 신경을 자극하고, 다리 쪽으로 내려가는 신경을 압박하게 됩니다.

수행자 중에는 엉덩이를 높게 고이지 않고 평평한 자세로 좌선을 하는 분들이 있습니다. 이런 자세를 취한 상태에서 오랜 세월 결가부좌를 하면 대장이 항문 쪽으로 내려갑니다. 대장이 항문 쪽으로 내려가면 자세는 더욱 앞으로 구부러집니다. 자세가 앞으로 구부러지면 장기는 더 이상 내려가지 못하지요. 복부도 심한 압력을 받아 허리와 다리 쪽으로 내려가는 모든 신경과 혈관이 눌려 순환이 잘 안 됩니다.

등줄기가 당기거나 어깨 통증의 원인도 모두 장기가 제자리로 내려가지 못했기 때문입니다. 뿐만 아니라 대장에 가스가 차고, 상기증과 식도염, 치주염이 발생합니다.

대장은 반드시 치골이 있는 성기 쪽으로 내려야 합니다. 왜 성기 쪽으로 내려가야만 하는지 사색해 보기 바랍니다. 부처가 되느냐, 요절을 하느냐 판가름 나는 아주 중요한 부분입니다. 이 부분은 '마음장상의 비밀' 편에서 더욱 상세하게 다루겠습니다.

대장이 성기 쪽으로 내려가게 하려면 어떤 자세를 취해야 할까요? 당연히 허리를 집어넣고 단전을 앞으로 내밀어야 합니다. 좌선을 할 때 엉덩이를 높게 고이면 자연스럽게 허리가 들어가고 복부가 나오게 됩니다. 누워서 이완을 할 때도 배꼽 뒤에다 베개를 고이고, 행주좌와 어묵동정(行住坐臥 語默動靜)의 모든 일상생활 속에서도, 잠을 잘 때도 허리를 집어넣어야 한다는 것을 명심하기 바랍니다.

물론 쉬운 일은 아닙니다. 성기가 있는 치골 쪽으로 대장이 내려갈 때까지 참으로 많은 변화와 어려움이 따를 것입니다. 아무리 어렵고 힘들어도 포기할 수 없는 것이 수행입니다. 누구도 이 과정을 거치지 않고는 도를 얻을 수 없습니다.

저의 몸에서 나타나는 여러 가지 현상과 물리적인 변화들을 통해 부처님의 32상을 어느 정도 과학적으로 밝혀내었습니다. 지금까지 밝히지 못했던 이유는 조상들의 지혜가 부족해서가 아니라, 첨단 과학과 장비가 부족했기 때문입니다. 또한 먼저 가신 큰스님들께서는 마음공부에만 치중하셨기에 몸의 구조가 어떻게 변해 가는지 몰랐을 것입니다.

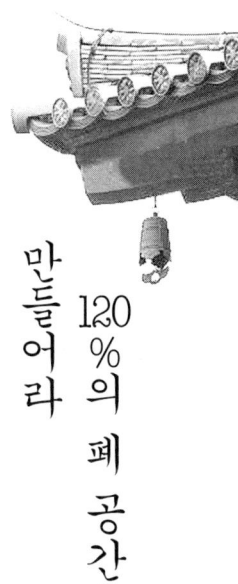

120%의 폐 공간을 만들어라

수행이 깊어지면 몸과 마음이 이완되면서 호흡이 깊어집니다. 호흡이 깊어지면 폐가 커지는 것을 느낄 수 있습니다. 처음 수행을 시작할 때 들숨과 날숨을 합쳐 10초도 안 되던 시간이 이제는 1분을 지나 3분까지 길어지기도 합니다. 그런데도 폐는 계속해서 커지려고 합니다. 횡격막과 모든 갈비뼈가 이완되어 폐가 충분히 커졌다고 생각했는데, 다시 어깨가 결리고 등줄기가 당기는가 하면, 복부에는 여전히 가스가 가득 찹니다. 언제까지 이와 같은 현상이 지속될지 지루하기만 합니다.

대부분의 수행자들이 앞으로 나가지 못하고 여기에서 주저앉습니

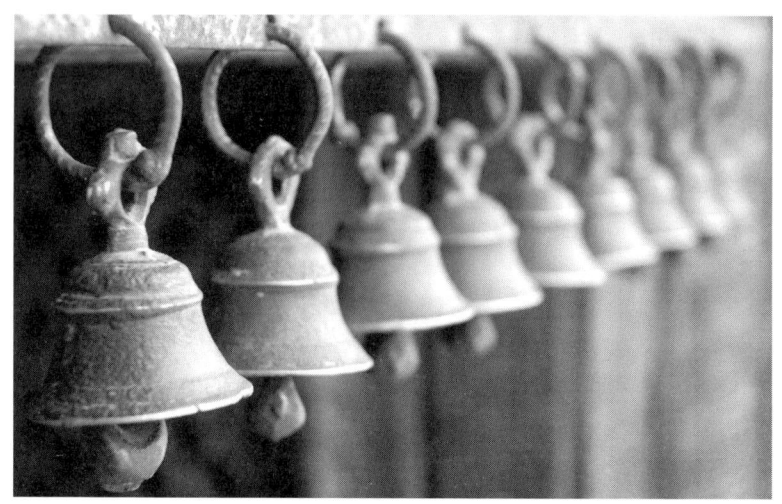
집착과 아상으로 마음이 평온하지 않으면 결코 몸은 이완되지 않습니다.

다. 이 글을 읽고 계시는 수행자 여러분께서는 지금까지 지나온 세월들을 되돌아보시기 바랍니다. 지난 세월 고통스럽던 어깨 통증과 복부가스가 호흡이 깊어져 이제 사라지나 보다 했다가 다시 시작되는 과정이 되풀이되었음을 기억하실 것입니다. 깊은 호흡이 이뤄질 때에는 평온하던 마음도 대장에 가스가 차고 호흡이 깊게 들어가지 않으면 불안해지는 것을 체험했겠지요. 결국 호흡과 마음은 함께한다는 입증이 되었습니다. 이와 같은 현상을 두고 도교에서는 '심식상의(心息相依)'라 한답니다. 마음과 숨은 서로 의지한다는 뜻이지요.

　마음의 평온과 건강을 유지하려면 호흡이 깊어져야 하고, 호흡을 깊게 하려면 폐를 키워야 합니다. 그럼 폐를 얼마나 키워야 할까요? 아무리 넓혀도 계속 크는 것이 폐입니다. 단 폐가 클 수 있는 공간이 없거나 콧구멍이 좁아져 있을 때는 불가능하지요. 그래서 콧구멍과 기관지를 넓혀 주고, 갈비뼈를 앞뒤 좌우로 넓혀 주고, 횡격막을 아래쪽으로 밀어내어 공간을 확보하라는 것입니다.

100%의 폐를 사용하기 위해서는 120%의 공간을 만들어야 합니다. 다시 말하면, 폐가 부하에 걸리지 않고 자유롭게 부풀었다 줄었다 할 수 있도록 폐를 둘러싸고 있는 갈비뼈와 횡격막을 최대한 확보하되, 폐가 충분히 부풀어졌을 때보다 더 넓은 면적을 만들어야 한다는 말입니다.

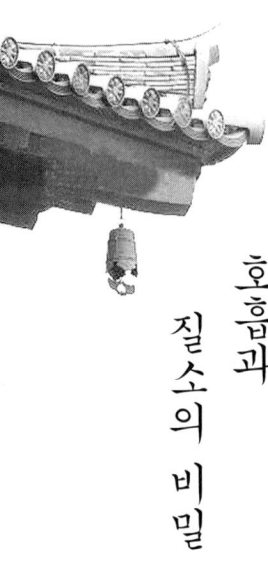

호흡과 질소의 비밀

우리는 공기가 없으면 단 하루도 살 수 없다고 알고 있습니다. 공기가 중요한 사실은 알면서 잘못 마시면 병이 된다는 사실은 모릅니다. 공기 중에는 산소 21%, 질소 78%가 들어 있습니다. 산소의 중요성에 대해서는 무엇보다 잘 알아도 질소에 대해서는 너무나 모르고 있습니다. 무해, 무취, 무미, 무색한 기체로 인체에 전혀 해가 없다는 정도입니다.

부처님 말씀이 참으로 오묘합니다. '무명에서 행이 나오고, 그 행이 습이 되어 고통받고 살다 고통스럽게 죽어 간다'고 하셨습니다. 질소가 인체에 전혀 해가 없다는 것은 인간의 무지입니다. 질소에 의해 많은 사람들이 병들어 가고 있으며, 특히 수행자들은 대부분 질소에 의해 요절하고 있습니다.

저는 제 몸을 던져 수행을 하던 중 질소가 인체와 수행에 미치는 영향을 스스로 깨닫게 되었습니다. 일부 과학자들에 의해 밝혀진 것도 있으나, 제가 깨우친 바에 비하면 너무 미미합니다. 수행자가 아니면 밝혀낼 수 없는 것이 있습니다. 과학자나 의학자는 물론 많은 수행자께서도 제 경험을 바탕으로 질소에 대해 연구해 보시기 바랍니다.

몸과 마음이 평온해지고 이완되면 호흡이 깊어집니다. 어느 날 갑자기 깊은 들숨이 계속 들어오는 것을 체험하셨겠죠. 이때부터 호흡은 점점 깊어지고 날숨보다 들숨이 한량없이 길어집니다. 행여 들숨이 들어가지 않으면 의식적으로 깊게 하려는 습관도 생기지요. 여기에 우리의 건강과 수련을 가로막는 복병이 숨어 있었습니다. 바로 질소입니다.

질소는 자연호흡을 할 때에는 인체에 전혀 해를 주지 않지만, 인위적인 호흡을 할 때 폐압이 생기면 인체에 치명적인 손상을 주기도 합니다. 들숨을 할 때 부드럽게 들이마시지 않고 힘을 주면 폐압이 높아지는데, 질소는 압력을 받으면 평소보다 더 많이 용해됩니다.

대기압(1기압이라고도 합니다) 상태에서 질소의 부피가 1이라고 한다면, 압력이 2기압일 때 질소의 부피는 0.5로 줄어듭니다. 당연히 압력이 떨어지면 질소의 부피는 늘어나지요. 들숨을 할 때 의식적으로 깊게 호흡하면 폐압이 높아져 공기 속 질소의 부피가 줄어들겠지요. 그 상태에서는 보다 많은 질소가 혈액에 들어갑니다. 혈액은 폐보다 압력이 낮습니다. 그러니 질소의 부피가 늘어나 기화되는 것입니다.

이해가 잘되지 않는 분들은 사이다 병을 관찰해 보면 쉽게 이해할 수 있습니다. 병을 따면 뻥 소리와 함께 거품이 올라오지요. 사이다 속에는 탄산가스가 가득 들어 있습니다. 액체 속에 기체가 용해되어 있는 상태입니다. 병 속에는 압력이 있습니다. 갑자기 병을 따면 순간적으로 압력이 낮아지면서 기체가 공기 속으로 빠져나가지요.

압력이 높은 상태에서 호흡을 했으니 질소의 양이 평소보다 많이 혈액 속에 들어갑니다. 혈액은 심장에서 동맥을 타고 각 조직으로 흘러갑니다. 조직으로 흘러가면서 혈관의 압력이 떨어지자 녹아 있던 질소가 기화되어 기포가 발생합니다. 특히 대퇴골과 각 관절 부위에서 기포가 많이 발생하지요.

사혈을 해 보면 거품이 섞여 있는 피를 볼 수 있습니다. 질소 때문에 거품이 생긴 것입니다. 거품이 생기면 혈액의 순환을 막아 세포에 염증이 생깁니다. 이것이 관절염입니다. 많은 수행자들이 관절염과 염증으로 고통받는 원인이 여기에 있습니다. 부처님이나 도인들은 이러한 대자연의 법칙을 모두 알고 계셨습니다.

질소가 수행자들에게 상상을 초월하는 치명적인 존재임을 아셨는지요? 수행자뿐만 아니라, 자세가 잘못되거나 횡격막이 아래쪽으로 내려가지 않아 폐가 압력을 받는 사람, 가슴이 경직되어 있으면서 복부가 부른 사람들도 예외일 수 없습니다.

어떻게 대처해야 할까요? 폐가 압력을 받지 않도록 하는 것이 최선이지만, 필연적으로 압력을 받을 수밖에 없는 것이 수행자의 현실입니다. 자신의 몸을 유심히 관찰하면서 얼음판 위를 걸어가듯 수행해야 한다는 점을 명심하시기 바랍니다.

들숨은 단전으로, 날숨은 가슴으로

　수행이 무르익어 위와 장이 아래로 내려가고, 폐도 어느 정도 확장되면 늘 들숨이 이어지기 때문에 날숨은 아예 잊어버립니다. 그러다 어느 날 염증이 기승을 부리고, 들숨을 깊게 하려고 해도 들어오지 않고, 가슴이 답답해집니다. 여전히 목과 어깨, 등줄기는 통증을 느끼고요. 마음은 평온한 것 같은데, 몸은 정상이 아닙니다. 소변에서 거품이 생겼다 맑았다를 반복합니다. 이대로 방치하면 모든 공든 탑이 무너지고 큰 질병으로 고통받게 됩니다.

　원인은 날숨을 신경 쓰지 않고 늘 들숨만 깊게 하기 때문입니다. 우리가 마신 질소를 비롯한 기체가 몸 밖으로 빠져나가지 못하고 폐정맥을 따라 다시 심장으로 돌아가는 것이죠. 인체가 처리할 수 있는 범위를 초과한 과포화 상태의 질소가 온몸 구석구석을 돌아다닙니다. 그러다 모세혈관을 막고 대퇴골과 어깨 관절, 팔다리 관절에서 거품이 생겨 각종 염증을 일으키는 것입니다.

옛 선조들은 수행자들에게 '묘(卯), 유(酉)에서 목욕시켜야 한다'고 했습니다. '묘'는 등(협척 부위)을 말하며, '유'는 가슴을 말하며, 목욕이란 집중해서 이완을 하라는 뜻입니다. 오랜 들숨으로 공기가 빠져나가지 못하고 폐정맥 부분에 차곡차곡 쌓이면 인체는 산소가 부족하게 된다는 것입니다.

산소가 부족하면 뇌는 산소를 확보하기 위해 심호흡을 유도합니다. 그러나 폐가 꽉 막혀 있는 상태여서 공기가 더 이상 들어올 공간이 없지요. 가슴에 심한 통증을 느끼면서 답답한 상태가 계속됩니다.

이런 상태에서 계속 심호흡을 하면 과부하가 걸려 스트레스 호르몬이 분비되고 대장을 경직시킵니다. 대장이 경직되어 횡격막이 아래로 내려가지 못하는데도 계속 심호흡을 하면 식도를 비롯해 팔로 내려가는 신경들이 압박을 받고, 등줄기로 내려가는 모든 신경을 누르지요. 빨리 해결하지 못하면 큰 병으로 이어진다는 사실을 명심하시기 바랍니다.

들숨을 할 때 답답한 증세가 나타나는 수행자는 폐 속의 기체가 빠져나오지 못한 상태에서 기포가 발생한 상태라는 점을 알아차리고 날숨을 길게 하십시오. 날숨을 할 때는 가슴 부분에 강한 의념을 두면서 이완하고, 들숨을 할 때는 단전에 의념을 두면서 힘을 주지 말고 천천히 하시기 바랍니다. 등에다 방석을 고이고 이완하는 것도 잊지 마십시오. 염증이 생겼다면 소염제를 복용해도 좋습니다. 수행자는 늘 깨어 있으면서 자신의 몸 상태를 살펴야 합니다.

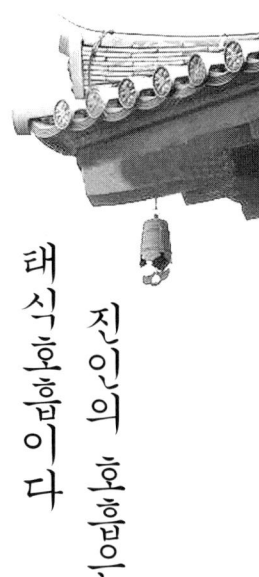

진인의 호흡은 태식호흡이다

사람마다 같은 호흡을 하는 듯 보여도 자세히 들여다보면 호흡 방법이 각양각색입니다. 수행을 하는 사람들의 호흡도 각각 다릅니다. 수행을 지도하는 분들의 호흡 방법도 모두 다르고요. 인체가 요구하는 것은 하나인데, 어찌하여 숨 쉬는 방법은 달라야 할까요? 숨을 잘 쉬면 부처가 되지만 잘못 쉬면 요절하는 원인에 대해 여러분은 충분히 이해했을 것입니다.

수련하는 동안 여러분의 호흡 방법이 수없이 변해 왔음을 기억하십니까? 올바른 호흡을 하고 있는 것 같아도 이상한 반응이 나타나고, 조금 지나면 또 다른 호흡을 찾아야 몸이 편해집니다. 참호흡법이 정해져 있는지 생각해 봐야 하지 않을까요?

호흡은 아무리 지도자가 명철하게 일러 준다고 해도 본인이 직접 체험하지 않으면 느낄 수 없습니다. 언어나 문자로 전할 수 없는 것이 호흡법입니다. 이러한 수행법을 '교외별전(教外別傳)'이라 합니다. '경전 이외의 특별한 전승'이란 뜻으로, 언어나 문자로 가르침을 전하지 않고 마음에서 마음으로 진리를 전한다는 뜻입니다.

가장 좋은 호흡법이란 물론 자연호흡법입니다. 의념을 두지 않아도 인체가 알아서 하는 호흡이 가장 좋은 호흡이지요. 하지만 폐 공간이 아주 좁아진 상태에서의 자연 호흡은 인체를 병들고 늙게 하고, 마음을 고통스럽게 할 뿐입니다. 몸의 구조를 바꿔서라도 폐의 공간을 키워야 하는 이유입니다.

폐 공간이 충분하면 호흡은 자연스럽게 깊고 고요해집니다. 도교에서는 태식호흡이라 했습니다. 아기가 엄마 배 속에서 하는 호흡이란 뜻인데, 과연 어떤 호흡을 두고 하는 말일까요?

저는 오랜 참선을 통해 몸과 마음이 이완되면 호흡이 깊어지는 체험을 했습니다. 잔잔한 호수처럼 숨을 쉬지 않는 듯하지만, 자세히 관찰해 보면 아주 미세한 호흡을 하고 있지요. 잔잔한 호흡으로 바뀌면 마음도 깊고 잔잔해지면서 결국 무심(無心)이 된다는 것을 알았습니다. 이것이 태식호흡입니다.

저는 '마음이 부처'라는 말 대신 '무심이 부처'라는 말을 자주 합니다. '마음이 부처'라는 말은 '유심론'을 내포하고, '마음이 없는 것이 부처'는 말은 '무심론'을 내포하고 있습니다. 대도무심(大道無心)! 큰 도는 마음이 없습니다.

마음과 호흡은 함께 공존한다는 점을 명심하십시오. 마음이 고요해지면 호흡도 고요해집니다. 마음이 거칠면 호흡도 거칠어집니다. 도교에서는 '심식상의'라고 설명했습니다. 마음과 호흡은 서로 긴밀히 연관되어 있다는 의미이지요.

부처의 숨소리는 깊은 바다와 같은데,
중생의 숨소리는 파도와 같네.
파도가 일어나니 거품도 이는구나.

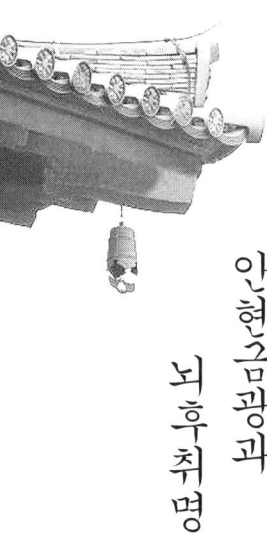

안현소광과 뇌후취명

척추 24마디와 갈비뼈가 모두 이완되고, 식도와 기도를 둘러싸고 있는 신경이 풀리고, 오장육부와 모든 근육이 이완되는 체험을 하게 됩니다. 좀처럼 풀리지 않던 목 주변의 근육과 신경들도 부드럽게 이완됩니다. 횡격막 주변 근육도 풀어지고, 호흡은 더욱더 깊어져 복부의 장기들을 아래쪽으로 밀어냅니다.

장기가 아래쪽으로 내려가면서 꼬리뼈를 자극하고, 치골을 강하게 압박하면서 성기까지 강한 자극을 느껴 기분이 아주 상쾌하거나 약간의 통증이 느껴지기도 합니다. 목 주변의 근육들이 풀어지니 턱관절

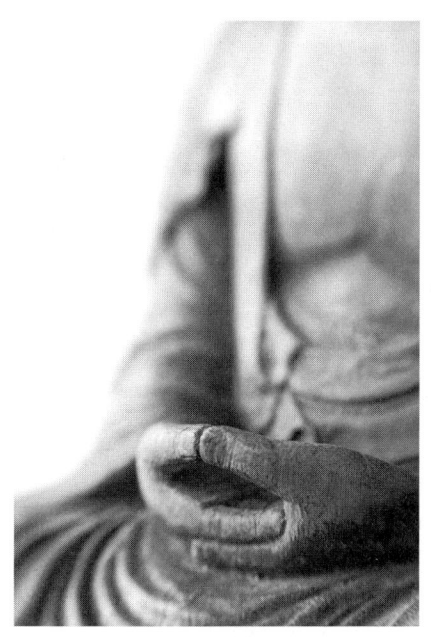

우리 몸에서 나타나는 모든 현상은 신통력이 아닌 자연 현상입니다.

과 두개골까지 이완되는 체험을 합니다.

도교에서는 '삼관구규(三管九竅)를 뚫어야 비로소 임맥과 독맥이 열리기 시작한다'라고 했습니다. 삼관구규는 꼬리뼈를 중심으로 좌우 두 곳, 협척(등줄기) 부위의 세 곳, 옥침(뒤통수) 부위의 세 곳을 말합니다.

제 체험으로는 꼬리뼈가 먼저 풀린 다음 차례로 협척과 옥침이 이완되는 것이 아니라, 동시에 모두 이완이 되었습니다. 꼬리뼈가 이완되면서 장기가 성기 쪽으로 더욱 빠른 속도로 내려가고, 장기가 아래쪽으로 내려가니 당연히 폐 공간이 확장되어 협척을 비롯한 가슴 부위가 시원하게 이완되었습니다. 폐 공간이 넓어지자 식도와 양어깨, 견갑골, 양팔의 신경이 이완되면서 온몸이 종이처럼 가벼워졌습니다.

또한 옥침이 이완되면서 그동안 대칭되어 있지 않던 턱관절과 두개골이 제자리로 돌아가는 것을 경험했습니다. 대부분 사람들의 얼굴을 자세히 보면 얼굴이 한쪽으로 비대칭되어 있는 모습을 볼 수 있습니다.

목 주변이 이완될 때 얼굴에서 금빛 광채가 납니다. 도교에서는 '안현금광(眼顯金光)'이라고 한답니다. 금빛이 나타나는 이유는 옥침 부위에 있는 시각 신경과 근육들이 이완되기 때문입니다. 귀에서도 소리가 납니다. 두개골과 턱관절까지 얼굴 전체가 이완되면서 청각 신경을 자극하고, 부비동을 비롯한 귓속 압력이 변하면서 생기는 소리입니다. 귀 뒤쪽을 지나는 신경들이 풀어지면서 소리가 나기도 합니다. 도교에서는 '뇌후취명'이라고 했습니다.

영화를 보는 것처럼 눈앞에 여러 장면들이 나타나기도 합니다. 시각 신경을 자극하여 나타난 환영이니 절대 현혹되거나 자세히 보려고 하지 마십시오. 이것들을 쫓아가기 시작하면 나중에는 눈을 뜨고도 보입니다. 이것은 마장이므로 반드시 무시하기 바랍니다.

우리 몸에서 나타나는 모든 현상은 하나같이 신통력이 아닌 자연 현상입니다. 과학적으로 설명이 가능합니다. 행여 현대 과학과 의학으로 밝혀내지 못한다 해도 신의 능력으로 해석하면 안 됩니다. 인간들의 능력으로 아직 밝혀내지 못했을 뿐이지요. 수행을 하면서 과학이나 의학을 공부하면 자신의 몸에서 나타나는 모든 현상들을 밝게 조명할 수 있을 것입니다.

저는 13년 동안 수행을 하면서 제 몸에서 벌어지고 나타나는 모든 현상들을 낱낱이 과학적으로 밝혀내려고 노력했습니다. 오직 나 자신의 몸과 마음을 의지해서 공부했습니다. 부처님과 선조님이 남겨 놓으신 소중한 글을 보며 얼음판을 걸어가듯 매진했습니다. 때로는 무리한 수행으로 여섯 차례나 응급실에 드나든 경험도 했습니다.

　수행자분들께 이 자리를 빌려 꼭 드리고 싶은 말씀은 스승 없이 수련을 하고 계시다면 당장 그만두라는 것입니다. 건강을 지키려고 하는 수련이라면 큰 상관이 없겠지만, 도를 얻고자 한다면 당장 중단하십시오. 즉시 밝은 지도자를 찾으십시오. 호흡을 절대 인위적으로 하지 마시기 바랍니다. 뇌 정보를 넣어서 인위적으로 호흡을 바꾸면 상상을 초월하는 고통을 받게 됩니다.

　호흡을 지도하시는 지도자들께서도 당장 호흡 지도를 중단하기 바랍니다. 지도자 여러분들이 직접 수행을 통해 호흡의 끝을 체험하지 못하셨다면 자신을 속이고 남을 기만하는 행위입니다. 더 나아가 자신의 건강과 타인의 건강을 크게 위협하는 행위입니다. 삼독 가운데 가장 큰 독에 해당하는 무지입니다. 자만하지 마시고 자신의 밑바닥 마음과 몸을 관찰해 보시기 바랍니다. 그대의 마음은 무심인지, 그대의 성기는 마음장상이 되었는지?

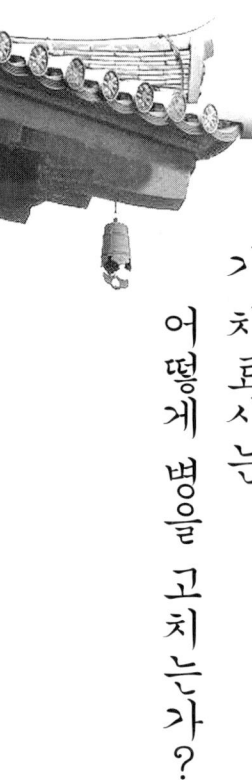

기 치료사는 어떻게 병을 고치는가?

티베트 사람들은 병이 나면 병원에 가기에 앞서 정신적 지도자인 스님을 찾아간다고 합니다. 대부분의 환자들은 간단한 종교적 의식과 함께 스님으로부터 치료를 받으면 병이 낫는다고 하죠. 참으로 기이한 일이 아닐 수 없습니다.

미국 하버드 대학의 벤슨 교수는 티베트 스님들에게 특별한 신통력이 있는지, 어떤 원리에 의해 병이 낫는지 연구하였습니다. 연구 결과에 따르면, 환자의 병이 호전되는 것은 플라시보 효과로 밝혀졌습니다.

수술을 받은 환자가 과도하게 진통제를 요구하면 의사는 플라시보 주사 처방을 내립니다. 간호사는 증류수를 진통제처럼 연출하면서 주사를 투여합니다. 직접 지켜본 환자는 주사를 맞자마자 몸과 마음이 안정되고 이완되면서 통증이 사라지는 것을 느끼게 됩니다. 실제 수행 중에도 통증이 있을 때 마음을 안정하고 몸을 이완하면 통증이 사라지는 것을 체험하게 됩니다.

아무리 과학과 의학이 발전하고 문명이 발달되었다고 하지만, 의학으로 고칠 수 없는 병이 아직도 70%나 된다고 합니다. 병명조차 모르는 병을 앓는 사람들은 기 치료를 받기 위해 곳곳을 방황하며 재산을 탕진하고 있습니다.

전 세계적으로 기 치료나 종교 지도자로부터 안수를 받고 병이 나았다는 사례가 많이 있습니다. 현대 의학으로 찾아내지도 못하는 병을 고치면 치료사에게 특별한 신통력이 있다고 생각하기 쉽습니다. 그러나 과학과 의학으로 밝혀내지 못하는 것이 사람의 마음입니다. 현대 의학은 알 수가 없습니다.

치료사들조차 환자의 병이 무슨 원리로 나았는지 모릅니다. 코끼리 뒷발로 개구리를 잡은 격이라고 해야 할까요. 그런데도 병은 낫습니다. 고통받던 환자는 믿지 않을 수 없지요.

병이 낫는 원리는 어디에 있을까요? 기 치료사를 찾는 사람들을 유심히 보면 하나같이 몸과 마음이 심하게 굳어 병이 아주 깊습니다. 몸이 경직되어 숨조차 편하게 쉴 수 없는 상태이지요. 오랫동안 상체의 호흡 근육들과 신경이 굳어 있어 인체가 생명을 유지할 수 있는 최소

한의 산소도 들어오지 못하는 지경입니다.

들숨이 시원하게 들어오지 않으니 가슴은 말로 표현할 수 없이 답답함을 느낍니다. 이런 상태를 방치하면 세포는 점점 병들고 변형되어 암 세포가 되고, 뇌 세포에까지 염증이 생깁니다. 귀에서는 소리가 들리고, 시각 신경이 손상을 입지요. 가슴은 터질 듯하고, 등줄기와 어깨에서는 통증이 떠날 날이 없습니다.

이런 환자들에게는 어떤 약도 효과가 없습니다. 가장 효과적인 방법은 몸과 마음을 이완시켜 주는 것뿐인데, 굳을 대로 굳은 몸을 스스로 이완시키기는 불가능하지요. 이때 필요한 것이 심리를 이용하는 방법입니다.

환자는 이 병원 저 병원에서 치료를 받아 보았으나 병명조차 알아내지 못했기 때문에 자신을 고칠 수 있는 사람은 신통력을 지녔을 거라고 굳게 믿습니다. 강한 믿음을 가진 환자에게 기 치료나 성령 치료, 퇴마 치료를 하면 마음과 몸이 급속도로 이완됩니다. 마음이 평온해지면서 호흡이 깊게 들어옵니다. 호흡이 깊게 들어오면 그동안 답답했던 응어리가 풀리고, 눈물이 폭포처럼 쏟아집니다. 어떤 환자들은 깊은 잠을 자기도 합니다.

이런 과정을 체험한 환자에게는 치료사가 신적인 존재로 보입니다. 기 치료는 심리적 문제였던 것입니다. 최고의 명의는 심의(心醫), 즉 마음으로 병을 고치는 의사라고 했습니다.

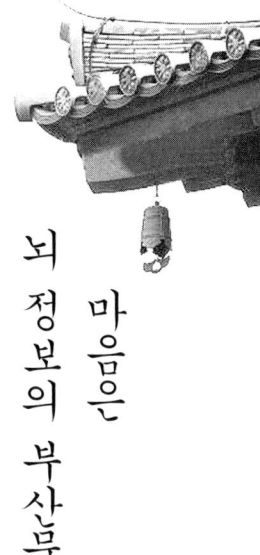

마음은 뇌 정보의 부산물

'마음이 부처다'라는 말을 많이 합니다. 저는 마음이 없는 사람을 부처라고 생각합니다. 마음이 무엇인지에 대해 수많은 사람들이 연구하고 있지만, 마음에 관한 본질을 알기 위해서는 자신이 직접 체험해야 합니다. 사과를 직접 먹어 보아야 그 맛을 압니다. 사과를 먹어 보지도 못한 사람에게 사과의 맛을 느끼게 할 방법은 없습니다.

제가 느낀 마음의 본질을 현대 언어와 논리로 표현한다면 '마음은 뇌 정보가 만들어 낸 부산물'이라고 하고 싶습니다. 인간은 세상에 태어나 살아가면서 많은 정보들을 뇌 속에 저장합니다. 뇌에 입력된 정

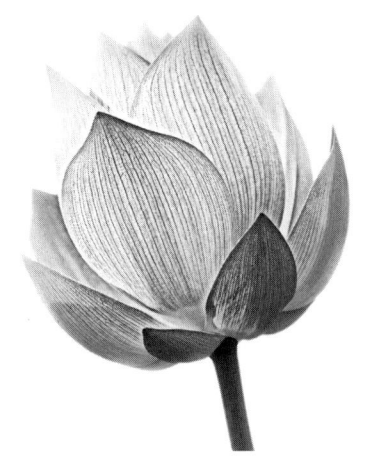

뇌 정보를 하나씩 지워 가는 것이 보림입니다.

보 가운데 지우면 행복해지는 정보가 있고, 지워서는 안 되는 정보가 있습니다.

여러분들은 발가벗은 상태에서 온 동네를 누비고 다닌 기억이 있으십니까? 동무들과 고추랑 잠지랑 모두 드러낸 상태에서 살을 맞대며 놀던 기억이 있습니까? 언제부터 부끄러움을 느꼈을까요? 옷을 벗으면 창피하다는 것을 누가 알려 줬을까요? 지금도 지구촌 오지에서는 발가벗고 사는 인간들이 있습니다. 왜 이들은 부끄러움을 모르고 살까요?

모두가 뇌 정보에 의한 것입니다. 옷을 벗으면 창피하니까 절대 옷을 벗으면 안 된다는 교육을 받았기 때문입니다. 예쁘고 좋은 옷과 오래되고 보기 싫은 옷을 구분하기 시작하고, 화려한 집과 초라한 집을 비교하며 좋은 집에서 살아야 한다고 배웁니다. 남들이 부러워하는 직장과 보잘것없는 직장이 있으니 좋은 직장에 가라고 배우고, 돈이 많으면 행복하고 돈이 없으면 불행하니 돈을 많이 벌어야 한다고 배웁니다. 존경을 받으려면 수단과 방법을 가리지 말고 승진해야 한다고 알고 있지요. 이러한 생각들이 언제부터 누구에 의해 뇌 정보로 입력되었는지 살펴보시기 바랍니다.

갓 태어난 아이를 늑대가 물고 가서 키운다면 이 아이는 늑대일까요, 인간일까요? 아이의 뇌에는 과연 어떤 정보가 담겨 있을까요? 인간으로 태어나 늑대처럼 살다 짐승처럼 죽는다면 불행일까요, 행복일까요? 인간들이 느끼는 죽음에 관한 두려움은 언제부터 생긴 정보일까요?

우리가 알고 있는 마음이라는 것은 대부분 뇌 정보가 만들어 낸 부산물들입니다. 인간들은 그것이 진짜라고 착각하고 삽니다. 자신도 모르게 뇌에 입력된 정보 때문에 우리는 고통을 받고 있습니다.

뇌 정보가 몸으로 나타나는 현상을 우리는 마음이라고 이름을 붙여 놓았습니다. 마음의 본질은 이론으로 알 수 있는 것이 아닙니다. 뇌 정보가 입력되지 않은 상태로 돌려놓아야 합니다. 뇌 정보가 입력되지 않은 상태로 돌아간 사람을 우리는 부처님이라 하는 것입니다.

뇌 정보가 입력되지 않은 상태로 돌아간다는 말은 뇌 속에 들어 있는 모든 것이 사라진다는 의미가 아닙니다. 뇌 정보는 들어 있으나 마음으로 나타나지 않는 경지를 말하지요. 다시 말해 생각과 마음이 분리된 상태를 말합니다.

뇌 정보라고 해서 모두 지워야 하는 것이 아닙니다. 뜨거운 물체를 만진 어린아이에게는 '뜨겁다'라는 뇌 정보가 입력됩니다. 이런 정보까지 지워 버린다면 정신 질환자가 될 것입니다.

지워야 하고 바로잡아야 할 뇌 정보가 무엇인지 아는 것이 견성입니다. 무엇을 지워야 할지 알았으면 수행을 통해 하나씩 지워 가는 것이 '보림(保任)'이라고 생각합니다. 뇌 정보에 의해 만들어진 부산물인 마음을 바로 알기 위해 우리는 수행을 하는 것입니다.

　뇌 정보에 의해 만들어진 부산물을 바로 알기 위해서는 뇌 정보가 어떤 물리적 원리에 의해 마음으로 나타나는지를 명확하게 알아야 합니다. 그것이 쉽지 않습니다. 그래도 실망하지 않아도 됩니다. 성명쌍수, 즉 몸과 마음을 힘께 수행해 가시다 보면 반드시 알게 될 것입니다. 뇌 정보가 들어가지 않은 본래의 상태로 돌아가려면 몸도 원래대로 돌려놓아야 한다는 점을 명심하시기 바랍니다.

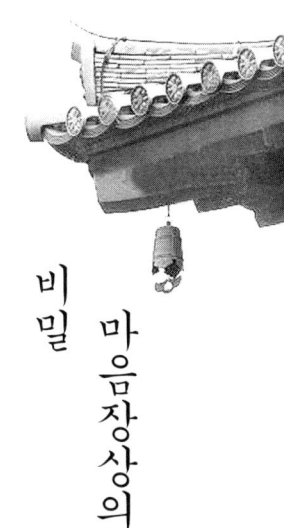

마음장상의 비밀

　불교 경전에는 부처님의 몸에 나타나는 32상에 대해 밝혀 놓고 있습니다. 그 후 2,600년이 흘렀어도 중생들의 몸과 부처님들의 몸이 왜 다른지, 그 비밀을 밝혀내지 못하고 있습니다. 저는 이 글을 통해 제가 그동안 몸과 마음을 통해 체험한 사실을 밝히고자 합니다. 저의 체험이 불교와 수련 문화 발전에 큰 도움이 되기를 발원합니다.

　부처의 몸 32상 가운데에는 '마음장상'이란 것이 있습니다. 마음장상이란 말의 성기처럼 부처님의 성기가 감춰져 있다는 뜻입니다. 도교에서는 '구축불거'라고 표현하는데, 신선들의 성기가 자라 목처럼 쏙 들어가 있다는 뜻입니다.

그렇다면 부처님들은 태어나면서부터 성기가 자라 목처럼 생겼을까요? 아니면 부처가 된 후에 성기가 바뀌었을까요? 부처님이 태어날 때부터 중생과는 신체가 달랐다면 우리는 아무리 수행을 한다 해도 부처가 될 수 없을 것입니다.

부처나 신선은 우리와 똑같은 몸을 가지고 태어났습니다. 부처님도 왕자의 신분으로 혼인을 하였고, 아들까지 두었습니다. 오랜 세월 수행을 통해 중생의 몸에서 부처의 몸으로 변해 간 것입니다. 몸이 변하는 체험을 하신 부처님은 불쌍한 중생들에게 누구든 수행을 하면 당신처럼 부처가 될 수 있다고 말씀하셨습니다. 그러기에 부처와 중생은 둘이 아니며 '번뇌, 즉 보리'라고 가르친 것입니다.

수행을 하면 부처님처럼 마음장상이 될 수 있을까요? 지금까지 왜 이와 같은 사실을 밝혀내지 못했을까요? 법력이 높은 큰스님들의 성기는 과연 자라 목처럼 생겼을까요?

저는 지금까지 제대로 마음장상을 이룬 큰스님을 한 분도 만나지 못했습니다. 마음장상에 대해 연구하시는 분들도 만나지 못했습니다. 마음장상에 대해, 또는 부처님 정수리에 나타나 있는 '정유육계(頂有肉髻)'에 대해 제대로 설명한 경전도 보지 못했습니다.

대부분의 경전과 수행법들은 마음에 관한 내용들이 대부분입니다. 몸에 관하여 글을 쓰거나 수행을 지도하면 외도이고 사도라고 단정 짓습니다. 마음만 바로 깨치면 되는데 왜 썩어 가는 몸에 집착하느냐고 꾸짖지요. 몸을 버려야 한다고 지도하는 분들도 있습니다.

마음을 깨치기 위해서는 몸이 있어야 합니다. 정법 수행을 통해 몸과 마음을 깨친 후 몸에 대한 집착을 버려야 합니다. 어떻게 병든 몸을 가지고 마음을 깨칠 수 있단 말입니까? 병든 몸으로 할 수 있는 것은 고통스러운 마음을 평온하게 해주며 죽기를 기다리는 방법밖에 없습니다.

지금부터 누구든 정법대로 수행을 하면 중생의 성기에서 부처의 성기, 즉 마음장상이 된다는 것을 과학적으로 밝혀 보겠습니다. 지금까지 이를 밝히지 못한 이유는 아무리 과학이 발전하였다 하더라도 직접 수행을 통해 증명할 수행자가 없었기 때문일 것입니다. 성공한 수행자라고 하더라도 의학과 과학에 관한 지식이 없어 밝혀내지 못했을 것입니다.

어떤 수행이든 제대로 했다면 마음이 평온해지면서 몸이 이완됩니다. 몸이 이완되면 호흡이 깊어지는 것이 자연스러운 현상이지요. 호흡이 깊어질수록 마음은 점점 깊은 바다처럼 고요해집니다. 무상무념(無想無念)으로 생활하다 보면 허리가 곧게 서면서 모든 장기가 아래쪽으로 내려갑니다. 장기가 항문 쪽으로 내려가면 요절할 것이요, 치골 쪽으로 내려가면 부처가 될 것입니다.

호흡이 깊어지는 만큼 몸은 더욱 이완되는데, 폐가 확장되면 흉부가 커지는 것을 느낄 수 있습니다. 흉부가 충분히 커지면 공기가 들어오는 콧구멍과 기도가 확장되고, 공기가 많이 들어오니 아래쪽으로 횡격막을 밀어내면서 폐가 커지는 것을 확인할 수 있습니다.

폐가 커지면 위장과 소장, 대장이 조금씩 치골 쪽으로 내려갑니다. 잘 내려가던 장기가 배꼽 주변에서 더 이상 내려가지 않고 한동안 꼼짝하지 않는데, 세상에 태어나기 전에 배꼽을 통해 공급받았던 혈관들이 뭉쳐 있기 때문입니다.

배꼽 주변을 풀어 준다고 장기가 치골 쪽으로 내려가는 것이 아닙니다. 세상에 태어나 처음 호흡을 하면서 자리 잡았던 호흡 신경과 근육들이 배꼽 아래에 있습니다. 이러한 근육과 신경들이 성장하면서 굳어 버렸습니다. 굳어 버린 유아기 때의 호흡 근육을 되살리면 호흡은 더욱더 깊어집니다. 이를 두고 내호흡이 시작되었다고 도교에서는 표현합니다.

치골 쪽에 있는 유아기 때의 호흡 근육들이 되살아나면서 장기가 아래쪽으로 더 내려감에 따라 치골 부위에 큰 통증이 한 차례 지나갑니다. 이때쯤이면 허리는 더욱 반듯해지고, 그동안 굳었던 모든 신경과 근육들이 제자리로 돌아갑니다. 이를 두고 임맥과 독맥이 뚫렸다고 합니다. 한 차례 치골 부위에 큰 통증이 지나면 장기는 성기가 있는 곳까지 내려가면서 고환이 줄어들고, 성기와 항문 사이인 회음 부위에도 강한 자극이 나타납니다.

호흡이 깊어져 모든 장기가 성기 쪽으로 내려가기 위해 복부의 뱃가죽들도 아래쪽으로 처져야 하는 것은 당연한 현상입니다. 장기가 성기가 있는 곳까지 내려가니 뱃가죽이 처지면서 성기가 자라 목처럼 뱃가죽 속으로 쏙 들어가게 됩니다. 이를 두고 '구축불거', 또는 '마음장상'이라 하는 것입니다.

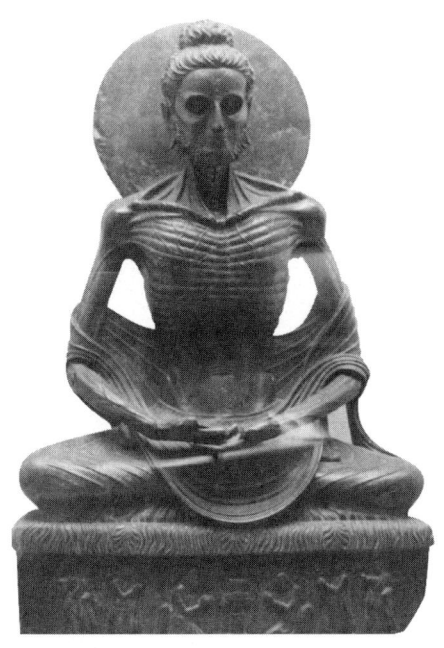
연정화기를 이루고 마음장상이 되면
무한 세계의 주인이 됩니다.

이때는 모든 근육이 이완됩니다. 도교에서는 임맥과 독맥을 뚫었다고 표현했고, 중국 북송의 유학자 소강절은 '36궁이 봄이다'라고 했으며, 연정화기가 완성되어 도인의 반열에 들었다고도 했습니다.

마음장상이 일어나면 마음은 허공이 된 듯 고요합니다. 마음만 먹으면 언제든 무심삼매에 들어갑니다. 견성이란 바로 이러한 성품을 직접 맛보는 것을 말합니다. 맛도 보지 못한 수행자는 견성을 했다고 할 수 없습니다. 이론으로 본 견성은 마음이 살아 있으므로 자신을 더욱 괴롭힙니다. 그러다 보니 법상(法相)만 높아 가지요.

마음장상과 함께 나타나는 신체적 변화가 또 있습니다. 백회 부위에 우뚝 솟아오른 '정유육계'입니다. 정유육계 또한 부처님의 32상 중 하나입니다. 정유육계가 나타난 수행자는 몸이 걸림 없이 이완되었다는 의미입니다. 팔의 길이도 당연히 길어집니다. 팔이 길어지는 것도 32상 중 하나입니다.

수행이 깊어져 법력이 높아진 분이라면 반드시 몸에서 마음장상이 일어나고, 정유육계가 나타나며, 마음은 평온하여 깊은 바다와 같아야 합니다. 마음장상은 연정화기를 이룬 수행자들에게서 나타나는 물리적 현상입니다. 그런데도 많은 수행자들은 자신의 몸에 나타나지 않았다고 실체가 없다고 생각합니다. 자신의 수행이 잘못되었다고 말하는 수행자는 한 사람도 없고, 요절하는 수행자와 병자들만 늘고 있는 상황이 지금의 수행 문화입니다.

수행이란 유한 세계에서 절대적인 무한 세계로 가기 위한 길입니다. 우주의 시작점은 바로 '나'이며, 종착점도 바로 '나'입니다. 마음이 없는 사람은 광활한 대우주의 모든 물질을 소유할 수 있지만, 마음이 있는 자는 고통만 따를 뿐입니다. 연정화기를 이루고 마음장상이 되면 무한 세계의 주인이 될 것입니다.

이 책은 여러분을 연정화기와 마음장상을 이루는 곳까지 안내하고자 합니다. 이제부터 오랜 세월 습이 든 것들을 말끔히 정리하고 수련에 매진하면 누구든 성불하리라 굳게 믿습니다.

이제 수행도 과학입니다. 제대로 공부하지 않은 수행자는 더 이상 설 곳이 없습니다. 그동안 제가 한 체험들을 밝게 드러내는 이유는 더 많은 수행자가 득도를 하는 데 도움이 되었으면 하는 바람에서입니다.

수행은 혼자 하기에는 너무 힘겹고 위험합니다. 서로 정보를 공유하고 의지하면서 공부할 수 있어야 합니다. 제가 그 길을 만들어 보겠습니다. 눈 쌓인 길에 잘못 발자국을 남기는 일이 없도록 하겠습니다. 많은 인연을 발원합니다.

글에서 밝히지 않은 것은 앞으로 수신오도 홈페이지를 통해 내어놓겠습니다. 누구나 방문하여 힘든 수행의 길에 쉼터로 이용하시기 바랍니다.

참호흡 선법

參呼吸 禪法

초판 1쇄 발행 2012년 12월 30일
초판 6쇄 발행 2016년 3월 25일

지은이 수신오도
그림 손정욱

펴낸이 박세현
펴낸곳 팬덤북스

기획위원 김정대·김종선·김옥림
영업 전창열
편집 김종훈·이선희
디자인 강진영

주소 (우)03966 서울시 마포구 성산로 144 교홍빌딩 305호
전화 070-8821-4312 | **팩스** 02-6008-4318
이메일 fandombooks@naver.com
블로그 http://blog.naver.com/fandombooks

등록번호 제25100-2010-154호

ISBN 978-89-94792-53-8 13510